JN095117

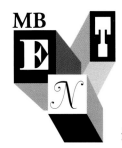

編集企画にあたって……

　実際の嚥下診療の中で，摂食嚥下障害に関連した診療依頼を受けるとして様々な場合がございます．新生児から超高齢者まで年齢層も多様ですが，それぞれに何をどう診たらよいのでしょうか．原因となる疾患によっても診かたは変わるのでしょうか．また近年，たとえば入院治療の目的は嚥下障害とは関連のないものだったはずなのに肺炎を併発したり，経口摂取に問題が生じたりした場合もあるかもしれません．

　François Magendie が嚥下を口腔期，咽頭期，食道期の3つの時期に分けるという説を"生理学の基本的概論" *Précisélémentaire de physiologie*（1816）の中で解説してから200年余り経過しました．我々はCTも内視鏡も造影も自在に使えるようになって，彼らとは比較にならない情報量を基にして，急速に嚥下について理解を深めているはずです．しかし，未だに嚥下診療は敬遠されがちと感じます．それは，おそらく取り付く島がわかりにくいこと，ひとりでは辛くなることがあることが要因かもしれません．障害の様相も多彩です．かつて助からなかった疾病から生還できるようになり，あるいは人類が経験したことがない超高齢社会のなかでは新しい障害のかたちが顕れています．

　取り付く島にたどり着く手立てはいくつかあります．嚥下に関連する器官や神経の働きを基にして何処がどのように具合悪くなっているのか，嚥下のメカニズムを"診断する"観点が一つです．神経に注目するとメカニズムが見えてくるかもしれません．そして，嚥下の目的は栄養を安全にとることです．嚥下能力を見極めたとして，安全に栄養をとるためにどうしたらよいか，工夫や援助はどうしたらよいか，そういった観点も一つです．障害を俯瞰する観点も有効です．

　本特集では10人のエキスパートの先生方に執筆を御願いしました．今回の特集を読んでいただくと，取り付く島が見えてきて，患者のどこに注目して対応したらよいかがわかります．小児特有の，あるいは高齢者の抱える問題を，口の中の対応の智恵があります．もちろん敵を知る努力は必要です．機能回復への足がかりとして訓練と手術，それからチームの活かし方のヒントを準備しました．

　皆様の日常診療の一助となりましたら幸いです．

2022年12月

藤本保志

KEY WORDS INDEX

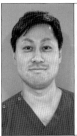

石井　亮
（いしい　りょう）

2008年　東北大学卒業
　　　　石巻赤十字病院初期研修／
　　　　後期研修医
2011年　東北大学病院耳鼻咽喉・頭
　　　　頸部外科
2012年　いわき市立総合磐城共立病
　　　　院（現，いわき市医療セン
　　　　ター）耳鼻咽喉科
2014年　東北大学病院耳鼻咽喉・頭
　　　　頸部外科，医員（大学院生）
2018年　宮城県立がんセンター頭頸
　　　　部外科
2019年　東北大学大学院医学系研究
　　　　科修了
　　　　国立がん研究センター東病
　　　　院頭頸部外科
2020年　東北大学病院耳鼻咽喉・頭
　　　　頸部外科，特任助手
2021年　同，助教

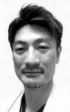

西川　大輔
（にしかわ　だいすけ）

2005年　和歌山県立医科大学卒
　　　　業
　　　　名古屋第一赤十字病院
　　　　初期研修
2007年　同病院耳鼻咽喉科
2012年　愛知県がんセンター頭
　　　　部外科，レジデント
2014年　名古屋大学耳鼻咽喉科
　　　　愛知県がんセンター頭
　　　　頸部外科，医長

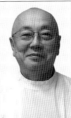

益田　慎
（ますだ　しん）

1988年　広島大学卒業
1992年　同大学大学院修了
　　　　帝京大学耳鼻咽喉科
　　　　学，助手
1995年　広島大学耳鼻咽喉科
　　　　学，助手
2005年　同大学病院耳鼻咽喉
　　　　科，講師
　　　　県立広島病院小児感覚
　　　　器科，部長
2011年　同，主任部長

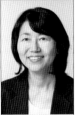

巨島　文子
（おおしま　ふみこ）

1989年　浜松医科大学卒業
　　　　同大学第一内科
1990年　東京都健康長寿医療セ
　　　　ンター感染症科
1992年　横浜労災病院神経内科
1996年　京都第一赤十字病院
　　　　神経内科
2012年　同院リハビリテーショ
　　　　ン科，部長
2017年　諏訪赤十字病院リハビ
　　　　リテーション科，部長

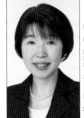

藤谷　順子
（ふじたに　じゅんこ）

1987年　筑波大学卒業
　　　　東京医科歯科大学神経内科
1989年　東京大学医学部附属病院リ
　　　　ハビリテーション部
1990年　国立療養所東京病院
1992年　埼玉県立大学
1993年　東京都リハビリテーション
　　　　病院
1996年　オランダ遊学
　　　　東京大学医学部附属病院リ
　　　　ハビリテーション部
1999年　東京都リハビリテーション
　　　　病院
2002年　国立国際医療研究センター
　　　　病院リハビリテーション
　　　　科，医長

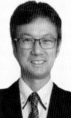

森　隆志
（もり　たかし）

1996年　同志社大学法学部政治
　　　　学科卒業
2002年　国立身体障害者リハビ
　　　　リテーションセンター
　　　　学院言語聴覚学卒業
　　　　医療法人辰星会桝記念
　　　　病院
2005年　一般財団法人脳神経疾
　　　　患研究所附属総合南東
　　　　北病院（現職）
2019年　東北大学大学院医学系
　　　　研究科肢体不自由学分
　　　　野修了（博士号取得）

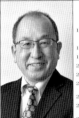

柴本　勇
（しばもと　いさむ）

1988年　福井医療技術専門学校言語
　　　　療法学科卒業
　　　　静岡県厚生連中伊豆病院言
　　　　語療法科
1991〜94年　アーカンソー大学言語
　　　　病理学科留学
1994年　聖隷三方原病院リハビリ
　　　　テーション科
2000年　アーカンソー大学言語病理
　　　　学科留学
2001年　聖隷浜松病院リハビリテー
　　　　ション部
2006年　東京医科歯科大学大学院医
　　　　歯学総合研究科博士課程修了
2007年　国際医療福祉大学保健医療
　　　　学部言語聴覚学科
2015年〜　聖隷クリストファー大学
　　　　リハビリテーション学部言
　　　　語聴覚学科，教授・学科長
2018年〜　同大学大学院リハビリ
　　　　テーション科学研究科長
　　　　（併任）

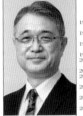

藤本　保志
（ふじもと　やすし）

1990年　名古屋大学卒業
　　　　小牧市民病院研修医
1992年　名古屋大学医学部耳鼻咽喉
　　　　科
1993年　愛知県がんセンター頭頸部
　　　　外科，レジデント
1995年　同，医長
2002年　名古屋大学医学部耳鼻咽喉
　　　　科，助手
2005年　同，講師
2016年　同大学大学院医学系研究科
　　　　耳鼻咽喉科，准教授
2018年　同大学医学部附属病院，診
　　　　療教授
2020年　愛知医科大学医学部耳鼻咽
　　　　喉科，主任教授
2021年　同大学病院頭頸底外科セン
　　　　ター，センター長兼任
2022年　同病院，副院長

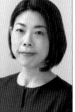

吉川　峰加
（よしかわ　みねか）

2000年　広島大学歯学部卒業
2004年　同大学大学院博士課程修了
2004年　（財）長寿科学振興財団在外
　　　　研究員，米国イリノイ州
　　　　ノースウエスタン大学コ
　　　　ミュニケーション科学障害
　　　　学部
2005年　広島大学病院，研修医
2006年　同大学病院，医員
2007年　同病院，歯科診療医
2008年　同大学大学院医歯薬学総合
　　　　研究科先端歯科補綴学研究
　　　　室，助教
2011年　米国カルフォルニア州立ロ
　　　　サンゼルス校歯学部ワイン
　　　　トロープセンター留学
2012年　広島大学病院，准教授

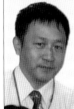

津田　豪太
（つだ　ごうた）

1986年　福井医科大学（現，福井大学
　　　　医学部）卒業
　　　　同大学耳鼻咽喉科学教室入
　　　　局
1988年　国立鯖江病院（現，公立丹南
　　　　病院）耳鼻咽喉科
1989年　福井医科大学耳鼻咽喉科学
　　　　教室，助手
1998年　福井県済生会病院耳鼻咽喉
　　　　科，部長
2015年　聖隷佐倉市民病院耳鼻咽喉
　　　　科，部長
　　　　同病院摂食嚥下センター，
　　　　センター長
2021年　同病院リハビリテーション
　　　　センター長，栄養サポート
　　　　チームチェアマン

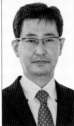

藤原　和典
（ふじわら　かずのり）

2001年　鳥取大学卒業
　　　　同大学医学部附属病院，研
　　　　修医
2002年　松江赤十字病院耳鼻咽喉科
2004年　京都医療センター耳鼻咽喉
　　　　科
2005年　鳥取大学医学部附属病院
2007年　同大学医学部，助教
2011年　博士（医学）（鳥取大学）
2012年　7〜12月　Memorial Sloan
　　　　Kettering Cancer Center
　　　　および The University of
　　　　Pennsylvania に海外留学
2015年　鳥取大学医学部，講師
2017年　同，准教授
2021年　同，教授

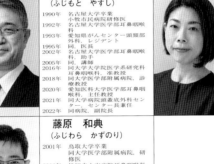

CONTENTS 嚥下障害を診る

編集企画／藤本保志
愛知医科大学教授

Monthly Book ENTONI No. 280／2023. 2 目次

編集主幹／曾根三千彦 香取幸夫

【ENTONI®（エントーニ）】
ENTONIとは「ENT」（英語のear, nose and throat：耳鼻咽喉
科）にイタリア語の接尾辞 ONE の複数形を表す ONI をつけ，
耳鼻咽喉科領域を専門とする人々を示す造語．

四季を楽しむ

ビジュアル

好評書

嚥下食レシピ

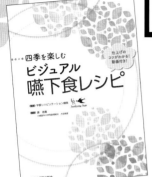

監修・執筆　宇部リハビリテーション病院
田辺のぶか，東　栄治，米村礼子

Swallowing Team

編集　原　浩貴（川崎医科大学耳鼻咽喉科　主任教授）

2019年2月発行　B5判　150頁　定価3,960円（本体3,600円＋税）

見て楽しい、食べて美味しい、四季を代表する22の嚥下食レシピを掲載！
お雑煮からバーベキュー、ビールゼリーまで、イベント食、お祝い食に大活躍！
詳細な写真付きの工程説明と、仕上げのコツがわかる動画で、作り方が見て
わかりやすく、嚥下障害の基本的知識も解説された、充実の1冊です。

目次

食べやすさ，栄養，見た目，
味を追及したレシピ！

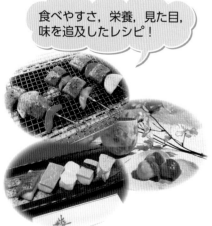

豊富な写真で工程
が見てわかる！

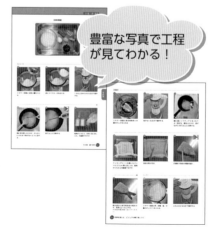

動画付きで仕上げの
コツが見てわかる！

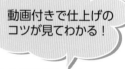

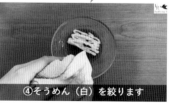

④そうめん（白）を絞ります

 全日本病院出版会
www.zenniti.com
〒113-0033 東京都文京区本郷3-16-4　Tel：03-5689-5989
Fax：03-5689-8030

MB ENT, 280：1-8, 2023

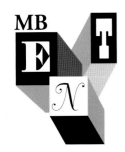

◆特集・嚥下障害を診る

摂食嚥下障害をどう診るか？
—特に神経疾患について—

巨島文子*

Abstract 摂食嚥下障害は様々な疾患に合併する．摂食嚥下障害は誤嚥や栄養障害，脱水症，食べる楽しみの喪失を引き起こし，疾患の予後を決定する因子となる．

摂食嚥下障害を診療する場合，治療目標は安全かつ快適な経口摂取を目指すことである．まず，摂食嚥下機能を評価して対応する．原疾患により治療方針や嚥下動態は異なるため，その病態に合わせて対応する．原疾患の治療により改善する疾患もある．

嚥下障害を主訴として来院した場合には，その原因や原疾患の精査を行う．嚥下障害の病態が原疾患の診断に役立つことがある．問診や簡単な神経所見および認知機能の診察をすることが原疾患の診断に役立つ．また，高齢者や認知機能が低下した症例では倫理面の配慮も必要とされる．ここでは神経疾患を中心に解説する．

Key words 摂食嚥下障害(dysphagia)，神経疾患(neurogenic disease)，神経学的所見(neurological examination)，スクリーニング(screening test)，リハビリテーション(rehabilitation)

はじめに 「摂食嚥下障害を診る」

摂食嚥下障害の診察を依頼された場合，どのように診たらいいのか．急性期病院での依頼内容は，誤嚥してないか，経口摂取の見込みや安全性，その時期などが多い．嚥下機能の評価をして対応を行い，実際に経口摂取の可否を判断することが求められる．実際の臨床では評価を行い，代償法の使用や食事形態の変更を行うことで経口摂取が可能となり，目的を達成したと考えることが多い．これでは診療・治療の質は向上しない．

では，どこから何をみればいいのか．摂食嚥下障害は先行期から食道期まで多彩な障害がある．摂食嚥下障害の原因は何か，どこに問題があるのか，どのような病態なのか，代償法，食事形態は何が有効なのか，ゴールの設定など摂食嚥下障害診療のアプローチを系統立てて考えることが重要である．

問診，診察，スクリーニングを行う．嚥下障害が疑われれば，詳細な評価・検査・診断を行い，ゴール設定，治療方針を決定する(図1)．治療効果を検証し，再評価する．一例一例，診療プロセスに当てはめて考えることが診療の質を向上させる．嚥下障害の問題点を整理して対応することも重要である．KTバランスチャートなどを用いて包括的にアプローチする方法もある．忙しい日常の中で診療を振り返ることをお勧めする．

たとえば，代償法を用いて直接訓練をしている場合に，基礎訓練を行うことで代償法を用いないで経口摂取が可能となる，食事形態をあげることが可能となる症例がある．病態に対して基礎訓練の計画を立ててその効果を判定し，客観的な指標を用いて治療経過を振り返り，計画を立て直す．たとえば，繰り返す肺炎に対応する，重症例に対応するためにはこのプロセスを繰り返すことが重要である．また，この情報は予後を予測する根拠

---

* Oshima Fumiko, 〒 392-8510 長野県諏訪市湖岸通り5-11-50　諏訪赤十字病院リハビリテーション科，部長

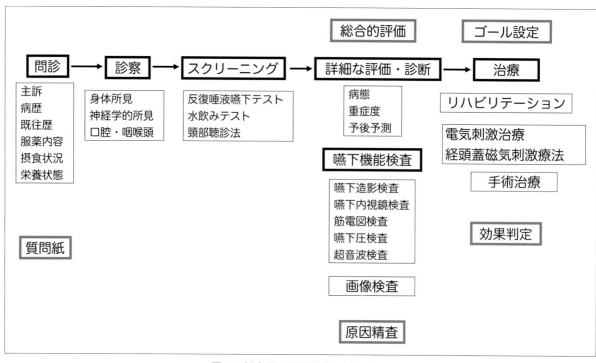

図 1. 摂食嚥下障害診療のプロセス

としても役立つ.

摂食嚥下障害の原因や病態を理解することが重要である. 原疾患により嚥下動態は異なるため, 病態に即した治療方針を立てることが可能となる. たとえば, 脳卒中と筋疾患では病態が異なる. 食事形態, とろみの濃度も異なる選択を行う.

原疾患の治療により嚥下障害が改善することもある. 治療可能な疾患を鑑別する必要がある. たとえば, 甲状腺機能異常や代謝性疾患, 筋炎, パーキンソン病などである. 筋萎縮性側索硬化症のように進行性の疾患では対応が異なる. 薬剤が原因の場合には, それを中止や減量することで改善することもある. 低栄養はさらに嚥下機能を低下させるため, 栄養管理を行うことで嚥下機能の改善を図ることが可能な症例もある.

摂食嚥下障害の治療目標は安全かつ快適な経口摂取を目指すことである. 時には絶食の判断をすることもある. 全身状態が増悪して誤嚥を繰り返している場合には, 全身状態の改善に伴い, 改善することもある. 嚥下機能は再評価が必要とされる. 徐々に増悪する疾患や加齢の変化で機能の低下を認めることもある. 嚥下機能や病態, 重症度に応じた対応を行う.

嚥下障害を主訴として来院した場合には, 嚥下障害の病態が原疾患の診断に役立つことがある. 嚥下障害の評価や治療のみならず, 問診や簡単な神経所見および認知機能の診察をすることが原疾患の理解や診断に役立つ. 問題があれば, 専門科に相談する.

摂食嚥下障害のみかた

問診, 診察, スクリーニングテストを行い, 嚥下障害が疑われたら, 詳細な評価・検査を行い, 嚥下機能の病態を把握し, 診断して治療目標を立てる. 原因, 原疾患や予後などを考慮してゴールを設定し, 治療方針を決定する(図1). 治療中には効果判定を行い, 再評価を行う[1)2)].

1. 問 診

嚥下に関する病歴, 既往歴, 特に脳卒中や肺炎および服薬内容などを聴取する. むせ, 咳嗽, 痰, 音声の変化, 食事量, 食べ方の変化, 食事内容や時間, 体重減少, 嗜好や食文化, 介助方法などを確認する. 人工栄養など栄養摂取法についても確認する. 質問紙や嚥下問診票を用いるとよい. Eating Assessment Tool(EAT-10), 聖隷式嚥下質問紙などが役立つ.

A．器質性嚥下障害
1．搬送路の異常と周辺病変の圧迫による嚥下障害
炎症，腫瘍，腫瘤，外傷，異物，奇形，瘢痕狭窄
2．運動障害性嚥下障害
脳血管障害
神経筋疾患：筋萎縮性側索硬化症，パーキンソン病，重症筋無力症，筋疾患など
B．機能性嚥下障害
(1) 嚥下時痛をきたす疾患：急性咽喉頭炎・多発性口内炎など
(2) 心因性：ヒステリー・拒食症など

意識障害，低栄養，高齢者，日常生活動作低下，口腔内汚染，多数の内服薬などの因子があると誤嚥の危険性が高くなる．薬剤や経鼻経管カテーテルなどにより医原性に嚥下障害をきたす場合がある[3]．

脳卒中や神経筋疾患など摂食嚥下障害の原因となる疾患を表1に示す[4]．器質性疾患としては腫瘍，Forestier 病など，運動障害性疾患ではパーキンソン病，重症筋無力症，筋炎，甲状腺機能異常や代謝性疾患など治療可能な疾患を見逃さない．

精神疾患ではうつで食欲低下することがあるので注意する．

2．診　察

身体診察に加えて嚥下に関する診察を行う．意識レベルと高次脳機能，咀嚼・嚥下にかかわる神経学的診察を簡単に行う．排痰，呼吸機能，胸郭運動も評価する．安静時の呼吸状態，嚥下と呼吸パターンの関連性，気道分泌物貯留と喀痰，咳嗽能力を確認する．

1）意識レベルと認知機能

意識レベルと認知機能（失語・失行・失認）などを評価する．MMSE（mini-mental state examination），改訂版長谷川式簡易知能評価スケールなどを用いて認知症を鑑別し，意思決定能力があるかを確認する．

2）脳神経系

脳神経では嗅神経，三叉神経，顔面神経，舌咽神経，迷走神経，副神経，舌下神経などが嚥下にかかわる．

(1) 三叉神経

運動枝は咬筋，側頭筋，内側翼突筋，外側翼突筋，口蓋帆張筋，顎舌骨筋および顎二腹筋前腹を支配している．感覚枝は顔面，口腔および舌前2/3の感覚を支配している．歯牙と義歯の有無を確認し開閉口や咀嚼機能を診る．延髄外側梗塞では顔面の温痛覚解離を呈することがある．

(2) 顔面神経

運動枝は顔面表情筋，顎二腹筋後腹，茎突舌骨筋およびアブミ骨筋を支配する．頬筋・口輪筋など顔面筋の診察を行う．顔面麻痺があると口角から食物がこぼれるだけでなく口腔から咽頭への移送が困難となる．

(3) 舌咽神経・迷走神経

咽喉頭の運動と感覚に関与する．感覚枝はともに軟口蓋，咽頭，喉頭を支配している．

軟口蓋：発声時に軟口蓋の挙上と軟口蓋反射（前口蓋弓をこすったときに軟口蓋が挙上する運動）を診る．偽性球麻痺では早期から消失するとされている[5]．軟口蓋麻痺があると鼻咽腔閉鎖不全をきたす．頬を膨らませようとすると鼻から息が漏れ，開鼻声となり鼻から水分や食べ物が出てくることがある．鼻息鏡などで鼻漏出を確認する．この所見は筋力低下を示す筋疾患，筋炎などでみられることがある．

咽喉頭：カーテン徴候は咽頭収縮に左右差がある場合に咽頭後壁が病巣側から健側に引かれる現象である．声帯麻痺を合併すると嗄声になり，排痰が困難となる．

(4) 副神経

副神経は延髄根と脊髄根からなる．脊髄根は胸鎖乳突筋と僧帽筋を支配するため，この筋力を確認する．

(5) 舌下神経

舌下神経は内舌筋，口蓋舌筋以外の外舌筋およ

びオトガイ舌骨筋を支配している．まず，安静時の舌萎縮や不随意運動を診る．核下性麻痺では舌の萎縮とともに線維束性収縮がみられる．前後・左右・上下方向の舌の動きを診る．核上性麻痺では挺舌時に舌は麻痺側に偏移する．

甲状軟骨を触診して安静時喉頭位置と喉頭挙上距離を確認する．高齢男性では安静時喉頭位置が下垂していることが多い．

3）音声の評価

嚥下障害を疑う声質，構音障害，湿性嗄声，開鼻声，咽頭残留音などを確認する．

4）姿勢

頸部や体幹の機能障害，姿勢の異常は嚥下機能の低下につながり，ひいては排痰・呼吸機能にも関連する．首垂れ，頸部後屈や腰曲がりなどを確認する．

5）運動機能

筋緊張，筋力低下（麻痺），失調などを診察する[6]．

（1）筋緊張

筋トーヌスは四肢の関節を他動的に動かし，その関節運動にかかわっている協働筋と拮抗筋の筋緊張を検者が感じて評価する．関節を急速に伸展させた場合に抵抗を感じるが緩徐な運動ではみられない場合に痙縮と呼び，脳卒中などでみられる．また，持続的に抵抗が大きい鉛管様筋強剛や断続的に抵抗を示す歯車様筋強剛はパーキンソン症候群など錐体外路疾患でみられる．

（2）筋　力

徒手筋力テスト，握力で評価する方法があるが，簡単には Barré 徴候や Mingazzini 肢位を試して麻痺を確認する．

（3）不随意運動

振戦，ミオクローヌス，ジスキネジアなどを確認し，嚥下運動に影響を与えるか確認する．

振戦はほぼ一定のリズムで主動筋と拮抗筋が交代性かつ周期性に収縮する．安静時振戦はパーキンソン病にみられる．姿勢時振戦は甲状腺機能異常，肝性脳症などでみられる．コップで水を飲む

ときや箸で細かいものを掴むときに出現する．

ミオクローヌスは突発性で持続の短い不規則な不随意筋収縮で，四肢や体幹，顔面の他，軟口蓋，咽頭筋，喉頭筋にもみられる．小脳歯状核から下オリーブ核の経路（Guillain-Mollaret triangle）の病変で出現することがある．

線維束性収縮は筋束に生じるぴくぴくとした筋攣縮である．筋萎縮性側索硬化症など下位ニューロンの障害があると生じる．舌に所見がみられた場合には四肢の筋肉で確認する．

3．スクリーニングテスト・臨床的評価[7]

スクリーニングテストには反復唾液嚥下テスト（repetitive saliva swallowing test：RSST），改訂水飲みテスト，食物テスト，30 mL 水飲みテストなどがある．脳卒中では Toronto Bedside Swallowing Screening Test など信頼性の高いスクリーニングもある[8]．

MASA（Mann Assessment of Swallowing Ability）は臨床評価で脳卒中急性期患者の嚥下障害と誤嚥を効率よく鑑別する方法である[9][10]．

嚥下障害の重症度のスケールとしては FOIS（functional oral intake scale），FILS（Food Intake LEVEL Scale），臨床的重症度分類（dysphagia severity scale：DSS）などがある．

嚥下障害に包括的にアプローチする方法として KT バランスチャートなどがある[11]．これらを多職種で用いることで多角的な視点で介入が可能となる．

4．嚥下機能検査

嚥下内視鏡検査，嚥下造影検査，嚥下圧検査，筋電図，舌圧検査，嚥下 CT，嚥下圧検査，高解像度マノメトリー（HRM）など必要に応じて検査を行う．

咳反射，喉頭感覚など感覚入力についても評価する[12][13]．咳反射は咳テストを行う．肺炎や脳卒中で閾値が上昇して不顕性誤嚥につながる．喉頭蓋の先端や披裂部を触知すると披裂軟骨の内転，嚥下運動が起こる[14]．

表 2. 神経機序からみた嚥下障害の分類

期(stage)
　中枢神経系からの嚥下運動出力の時間的推移
位相(phase)
　食塊の口腔から咽頭，食道への移動の状態
　(1) 口腔期障害
　(2) 咽頭期障害(進の分類)
　　1．惹起遅延型
　　2．停滞型
　　　嚥下パターンの出力の異常(CPG の異常)
　　　嚥下の出力の低下・脱落による異常
　　3．惹起不全型
　　　孤束核の障害，咽喉頭の知覚異常

(文献 16 より引用)

嚥下障害の病態のみかた

　摂食嚥下障害は様々な原因により生じ，疾患により嚥下障害の病態が異なる．神経疾患については進行性か非進行性か，治療が可能であるか，急性，亜急性，慢性，寛解増悪を繰り返すかなどを確認する[15]．

　嚥下動態については進の分類が理解しやすい[16][17]（表 2）．嚥下障害の病態は惹起遅延型，嚥下パターンの出力異常，出力低下，惹起不全型に分類される．惹起遅延型は皮質延髄路の障害をきたす疾患にみられ，口腔期障害を主とし，嚥下反射の惹起が遅延し，タイミングのずれによる誤嚥が起こる[18]．多発性脳梗塞による偽性球麻痺が典型的である．嚥下パターンの出力異常は central pattern generator（CPG）の障害であり，延髄を含む下位脳幹・網様体の障害にみられる．嚥下関連筋

の定常化された運動が困難となる．惹起不全型は舌咽神経および上喉頭神経を介する咽喉頭粘膜の感覚受容器からの脳幹への入力低下を示す障害である．

1．脳卒中(多発性脳梗塞：偽性球麻痺)[19]

　偽性球麻痺とは延髄神経核の上位ニューロンの障害によって生じる症候である．嚥下動態は上記である．スクリーニングテストでは水飲みテストではむせる可能性が高く，とろみ付き水飲みテストを用いる方法もある[20]．段階的な食事療法を用いる(図 2)．

2．延髄外側症候群(Wallenberg 症候群)

　延髄神経核の障害による球麻痺である．典型例は片側の咽喉頭麻痺であり，カーテン徴候や声帯麻痺を認める．姿勢調整を行い，検査により食道入口部の通過側，喉頭感覚の低下や不顕性誤嚥を確認する．重症例では嚥下反射惹起不全や嚥下パターンの異常，食道入口部開大不全もみられる[21]．リハビリテーションの効果が不十分な場合にはボツリヌス毒素注入療法や手術治療が勧められる[22]．

3．筋疾患(筋炎など)

　筋力低下をきたす疾患では咀嚼が困難で固形物が食べにくいとの訴えがみられる．嚥下関連筋群の筋力低下をきたす．咀嚼筋，顔面筋，舌筋などの筋力低下により口腔機能が低下する．咽頭期で

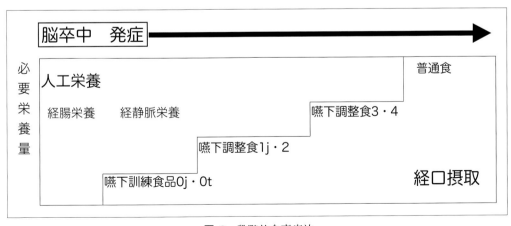

図 2. 段階的食事療法

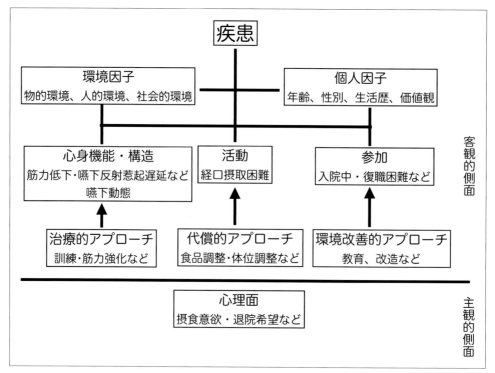

図 3. リハビリテーションにおける摂食嚥下障害へのアプローチ

は軟口蓋麻痺，鼻咽腔閉鎖不全，咽頭収縮不全，喉頭挙上不全，輪状咽頭筋弛緩不全をきたすことがある[23]．咽頭残留音，開鼻声を確認する．

摂食嚥下障害への対応

薬物など阻害因子の除去，口腔ケア，胃・食道逆流の予防，食品調整，体位の調整，リハビリテーション，薬物療法などで対応する．嚥下関連筋の筋力トレーニング，嚥下反射の誘発などの基礎訓練を行いながら，姿勢調整により誤嚥を予防して直接訓練を進める．全身状態を考慮して呼吸リハビリテーションを併用して誤嚥を予防し，リスク管理を行う．電気刺激治療，経頭蓋磁気刺激，ボツリヌス毒素注入療法や手術治療なども検討される（図1）．

1．食品調整

摂食嚥下障害患者では嚥下動態に即した食品調整が必要となる．増粘剤を用いてとろみの濃度を調整し，病態に合わせて嚥下調整食（日本摂食嚥下リハビリテーション学会基準2021）を用いて適切な食事を提供する[24]（図2）．

2．栄養管理

栄養状態の改善は免疫機能を向上し，感染症罹患率を低下させ，嚥下関連筋群の機能を改善させる．低栄養やサルコペニアおよび病院（入院）関連摂食嚥下障害を予防するため，栄養サポートチームとの連動が欠かせない[25]．

3．リハビリテーション

機能障害としての嚥下障害のみならず，活動，環境など包括的に個人をとらえる必要がある（図3）．治療には訓練，代償，環境改善など様々な方法がある．

残存機能を生かした生活の工夫や環境調整，精神的サポートなど広いアプローチがある[26]．嚥下に関連する筋群の強化やその運動を鍛えるとともに実際に嚥下する直接訓練がもっとも効果的である[27]．嚥下関連筋の筋力トレーニング，嚥下反射の誘発，呼吸リハビリテーションなどの基礎訓練を行いながら，姿勢調整・代償法・食品調整により誤嚥を予防して直接訓練を進める．病態に即した治療法を組み合わせる．近年，訓練の質の向上，エビデンス，負荷量と効果などについて検討した報告がある．難易度，負荷量，練習量・頻度や効

果を客観的に評価し，フィードバックする治療が行われている[28)29)]．

4．薬物治療

嚥下障害をきたす薬物について再検討を行う．鎮静薬や向精神薬などは嚥下反射を低下させ不顕性誤嚥の原因となる．逆に，脳卒中ではシロスタゾールなど嚥下に対する薬物治療も検討する．

薬物の投与方法についても検討が必要である．パーキンソン病のように薬物投与により嚥下機能が改善する疾患もある．内服が困難な場合には簡易懸濁法，経鼻カテーテルなど薬物投与ルートの選択や貼付剤・注射薬などへの薬物の変更も検討する．

5．外科治療

リハビリテーションの効果が十分にみられない重症例に考慮する．嚥下機能改善術や誤嚥防止手術がある（他稿参照）．

6．倫理的配慮

予後不良の疾患や老衰の経過で摂食嚥下障害を発症することがある．また，認知症を合併すると本人に自己決定が困難で家人が治療方針を選択することがある[30)]．胃瘻など栄養管理方法の決定に関しても倫理的配慮が必要とされる．医療スタッフを含めた話し合いのプロセスが求められる．多職種で倫理カンファレンスを行って Advance Care Planning を行いながら意思決定をすることが勧められる．

おわりに

忙しい臨床診療の中で摂食嚥下障害診療の質を上げるために，原因と病態を考えるように心がけることが診療のコツである．問診や簡単な神経所見および認知機能の診察をすることが原疾患の理解につながり，診断に役立つ．筆者は脳神経内科・リハビリテーション科の立場から嚥下障害に対応する際に自分には何ができるかを常に考えている．自分の知識，技術を活かす領域を考えながら，多職種とともに協働して治療にあたることが重要と考える．

文　献

1) 稲本陽子，柴田斉子，才藤栄一：Dysphagia Evaluation and Treatment From the Perspective of Rehabilitation Medicine　日本語版　リハビリテーション医学に基づいた摂食嚥下障害の評価・対応．才藤栄一（編著）．医歯薬出版，2019.
   Summary 摂食嚥下リハビリテーションの基礎から臨床まで，基本的な考え方，運動学習などがわかりやすく解説されている．

2) 日本耳鼻咽喉科学会（編）：嚥下障害診療ガイドライン　2018 年版．金原出版，2018.

3) 倉田なおみ，藤島一郎：嚥下に悪影響を与える薬剤．藤島一郎（監）：426-428, 疾患別に診る嚥下障害．医歯薬出版，2020.

4) 堀口利之：嚥下障害の診断．JOHNS, **14**：1711-1714, 1998.

5) 平山惠造：球麻痺．偽性球麻痺：771-791, 神経症候学　改訂第二版．文光堂，2006.

6) 水野美邦：神経学的診察法．水野美邦（編）：1-96, 神経内科ハンドブック．医学書院，2016.

7) 日本摂食嚥下リハビリテーション学会医療検討委員会：摂食嚥下障害の評価 2019. 日本摂食嚥下リハビリテーション学会　HP.
   Summary 日本摂食嚥下リハビリテーション学会で作成した摂食嚥下機能の評価や摂食状況を確認する方法のまとめである．

8) Martino R, Silver F, Teasell R, et al：The Toronto Bedside Swallowing Screening Test (TOR-BSST)：development and validation of a dysphagia screening tool for patients with stroke. Stroke, **40**(2)：555-561, 2009.

9) Mann G：MASA：The Mann assessment of swallowing ability. Thomson Learning Inc, Clifton, 2002.

10) 藤島一郎：MASA 日本語版 嚥下障害アセスメント．医歯薬出版，2014.

11) 小山珠美（編）：口から食べる幸せをサポートする包括的スキル—KT バランスチャートの活用と支援—第 2 版：12-94. 医学書院，2018.

12) 海老原　覚：誤嚥による咳嗽．日胸臨，**74**(11)：1217-1226, 2015.

13) Nakajoh K, Nakagawa T, Sekizawa K, et al：Relation between incidence of pneumonia and protective reflexes in post-stroke patients with oral or tube feeding. J Intern Med, **247**：39-42, 2000.

14) Ozawa K, Fujimoto Y, Nakashima T：Changes in laryngeal sensation evaluated with a new method before and after radiotherapy. Eur Arch Otorhinolaryngol, 267(5)：811-816, 2010.

15) 巨島文子：嚥下障害の原因疾患．標準的神経治療：神経疾患に伴う嚥下障害（日本神経治療学会治療指針作成委員会）．神経治療学, 31(4)：435-470, 2014.

16) 進 武幹：嚥下の神経機序とその異常．耳鼻, 40：239-422, 1994.

17) Jean A：Brain Stem Control of Swallowing：Neuronal Network and Cellular Mechanisms. Physiological Rev, 81：929-969, 2001.

18) Ertekin C, Aydogdu I, Tarlaci S, et al：Mechanisms of dysphagia in suprabulbar palsy with lacunar infarct. Stroke, 31：1370-1376, 2000.

19) Daniels SK, Huckabee M, Gozdzikowska K：Dysphagia following stroke. Plural Publishing, 2019.
Summary 脳卒中の摂食嚥下障害のテキストであり，基礎から臨床まで幅広く解説されている．

20) 横関恵美, 巨島文子, 辻 有希子ほか：急性期脳梗塞による嚥下障害における改訂水飲みテストと1%とろみつき水飲みテストの併用法の有用性について．脳卒中, 39：12-18, 2017.

21) Oshima F, Yokozeki M, Hamanaka M, et al：Prediction of dysphagia severity：an investigation of the dysphagia patterns in patients with lateral medullary infarction. Intern Med, 52 (12)：1325-1331, 2013.

22) Jang SH, Kim MS：Dysphagia in Lateral Medullary Syndrome：A Narrative Review. Dysphagia, 36(3)：329-338, 2021.

23) 山本敏之, 巨島文子：筋炎・筋疾患．摂食嚥下リハビリテーション第3版．医歯薬出版, 2016.

24) 日本摂食嚥下リハビリテーション学会嚥下調整食委員会：日本摂食嚥下リハビリテーション学会嚥下調整食分類2021．日摂食嚥下リハ会誌, 25(2)：135-149, 2021.

25) Fujishima I, Fujiu-Kurachi M, Arai H, et al：Sarcopenia and dysphagia：Position paper by four professional organizations. Geriatr Gerontol Int, 219：91-97, 2019.

26) 日本摂食嚥下リハビリテーション学会医療検討委員会：訓練法のまとめ．日摂食嚥下リハ学誌, 18(1)：55-89, 2014.

27) 巨島文子, 藤島一郎, 倉智雅子：嚥下障害のリハビリテーション．喉頭, 32：20-28, 2020.

28) Bogaardt HC, Grolman W, Fokkens WJ：The use of biofeedback in the treatment of chronic dysphagia in stroke patients. Folia Phoniatr Logop, 61：200-205, 2009.

29) Malandraki GA, Rajappa A, Kantarcigil C, et al：The intensive dysphagia rehabilitation approach applied to patients with neurogenic dysphagia：A case series design study. Arch Phys Med Rehabil, 97：567-574, 2016.

30) 箕岡真子, 藤島一郎, 稲葉一人：摂食嚥下障害の倫理．ワールドプランニング, 2014.

MB ENT, 280：9-14, 2023

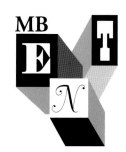

◆特集・嚥下障害を診る

摂食嚥下能力を診る

藤谷順子*

Abstract 「検査などでの数口を嚥下できる」という能力と，「食事という経口摂取ができる」という能力は，患者においてはイコールではない．量を摂取できること，リスク管理ができること，肺炎予防の観点を考えると，① 嚥下できる，という基本の能力の他に，② 咀嚼嚥下もできる，③ 食欲や意欲，④ 体力・持久力，⑤ 環境や介助，⑥ 喀出力・口腔ケア，⑦ コンプライアンス，などの要素が必要である．それらの評価と改善には，生活場面をも含めた多職種の連携が必要である．咀嚼嚥下能力の分析や，その評価は開発されつつある．筆者らが開発した観察評価表では，下顎の左右への動きを示す口角の左右非対称な運動や，また食後の喀出も含めた項目を提案している．

Key words 咀嚼(mastication)，観察評価(assessment)，食事観察(meal rounds)，誤嚥性肺炎(aspiration pneumonia)

「嚥下」と「食事」の違い

摂食嚥下能力は，様々な使われ方があり得る言葉である．嚥下内視鏡や嚥下造影で，数口を嚥下できる，安全に嚥下できる場合もあれば，食事ができますか？　と同義で使われる可能性もある．本誌読者は，嚥下障害の専門家が多いと思われるが，コンサルテーションを受けた症例で，検査をして前者のつもりで返事をしても，「食事は大丈夫だ」のように伝わってしまった経験はないだろうか？

本稿では，広い意味での，食事としての嚥下能力と考えて話を進める．

図1に示すように，検査などでの数口を嚥下できる，という能力と，食事という経口摂取ができる，という能力は，患者においてはイコールではない．① 嚥下できる，という基本の能力の他に，② 咀嚼嚥下もできる，③ 食欲や意欲，④ 体力・持久力，⑤ 環境や介助，⑥ 喀出力・口腔ケア，

⑦ コンプライアンス，などの要素が必要である．

まず，咀嚼嚥下(②)であるが，理論的には，ゼリーなどだけでも，1日の栄養必要量を満たすことは可能である．しかし，多くの場合，様々な食形態を摂取できることが，バランスの良い栄養摂取につながり，栄養密度も高いことが多いため，様々な食形態を摂取できることが重要である．かつ，そのことが QOL につながる．咀嚼を「診る」方法については後述する．

そして，量の問題である．食欲や意欲(③)が不足していると，提供した量を全量摂取できないことになる．高齢症例，認知症症例などではしばしば，食欲や意欲の問題が食事の律速となる．食欲は，食事の外見や変化性，香りなどに関連している場合もあり，物性だけでない嚥下調整食の魅力(→⑤ 環境)が求められる．

体力・持久力(④)が，摂取量の律速となる場合もある．嚥下障害症例は，嚥下に時間がかかったり，複数回嚥下，咳払いなど，経口摂取量に対す

* Fujitani Junko，〒162-8655 東京都新宿区戸山1-21-1　国立国際医療研究センター病院リハビリテーション科，診療科長・医長

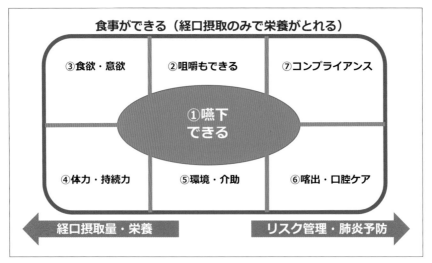

図 1.「検査での嚥下能力」と，「食事ができる」の違い

る使用エネルギーが多いことが多いため，十分な体力がないと，最後まで安全に経口摂取することができないし，誤嚥時の肺炎発症などのリスクも高くなる．非経口的なエネルギーの補充や，離床や全身運動での体力づくりが望ましい．③④に関しては，実際の摂食場面で観察し，全量経口摂取できない理由がどこにあるのかを評価する必要がある．

環境や介助（⑤）として，嚥下に適切で，安定して疲れにくい姿勢を設定する環境設定や，適切な嚥下調整食を提供するという環境，上手な介助なども，食事としての経口摂取の現実化のためには必要である．

そして，嚥下障害症例は，まったく誤嚥や残留なしに食事を終えることは少ない．誤嚥や残留の率が少なくても，たくさん摂取すれば量は増加する．誤嚥や残留があっても，肺炎を予防して経口摂取を安全に行うためには，喀出能力が高いことや，口腔ケアによる肺炎予防（⑥）は重要である．もちろん，栄養状態がよいこと（④）も，肺炎予防には関連する．

また，嚥下の直接訓練と実際の食事の違いは，注意深く経口摂取できるかどうかという点の違いでもある．掻き込んでしまう，よく噛まずに急いで飲み込む，咳ばらいをしない，不適切な形態の食物を食べる（飲む）など，食事となるとコンプライアンス（⑦）が悪化する症例は少なくない．ま

た，残留予防には，交互嚥下や食卓調理などが有用であり，これらのテクニックを使い続けられるか，特に自宅退院後が要注意である．

以上のように，食事を口から摂取する，ということの達成のためには，実際の生活場面に密着した評価と改善努力の対応，多職種による対応が重要となる．

なお，ここまで，①嚥下能力として，検査では数口の飲み込みを観察，と述べてきたが，臨床的には，嚥下内視鏡や嚥下造影でも，より実践に即した咀嚼嚥下や，残留の評価やその回避方法の評価と指導などもすることができる．その臨床活用のポイントを表1・2に挙げる．

食事の観察評価

前項で，咀嚼を要するような食品を食べられるようになることが重要と述べた．咀嚼機能のスクリーニング検査には，2色のチューインガム[1]やパラフィンワックス[2]を咀嚼後の混合状態を直接的に検査する報告があるが，いずれも咀嚼効率のみを評価するものである．柔らかいライスクラッカーを咀嚼させ嚥下させる Saku-Saku Test[3] は，iPhone に動画を記録して解析する方法であり，歯科医師以外が評価を行うのは困難である．市販のクラッカーを食べ始めてから，嚥下後に自身の名前を唱えるまでの咀嚼回数，咀嚼回数と嚥下回数の比率などを観察する test of masticating and

表 1. 嚥下内視鏡評価の臨床活用ポイント

- 不快感で実力を発揮できないことがある
  → 嚥下造影のほうが向いている場合がある
- 残留した場合には自覚しているかどうかを確認する
  → 音声で「気づいていないという返事をしている事実」を残せると，本人家族へのその後の指導の時に活かしやすい
- 残留した場合
  → 交互嚥下（ゼリーなどを追加で飲んでもらう）で残留がクリアされるかどうかを確認して動画に残し，指導に利用する
- 食べたいもの（リスクの高いもの）を実際に食べてもらって試す
  → 舌背を滑落していく際の様子に注目する
    どのくらいばらけているか・咀嚼できていないかの様子も参考になる
    声掛けして丁寧に咀嚼してもらうと改善するかどうかを確認する
- 健常者の嚥下内視鏡動画も用意しておいて指導時に見せる
  ・内視鏡で視野が広く確保できていること自体，るい痩の所見である
  ・食品の流れ込む様子がみえていること自体，嚥下反射が遅れていることを示す

表 2. 嚥下造影検査の臨床活用ポイント

- その回の嚥下造影の目的，何を（食形態・姿勢・テクニック）試すのか準備してから開始する
- 可能な限り正面像も撮影する
  ・左右差がわかり，横向き嚥下の効果もわかる
- 自発性が低く，口にゼリーを入れても舌を動かして送り込まない場合
  ・自発的な舌運動・取り込みを誘発するような飲み方をトライする
    ・カップドリンク
    ・ストロー嚥下
    ・高さのある検査食を咀嚼嚥下してもらう
  ・シリンジに短く切った太めのチューブをつけ，舌背の一番高いところを越えるようにチューブ先から注入して嚥下反射が起こるかどうかを確認する
- 交互嚥下用に，造影剤の入っていないゼリーやとろみ液を用意しておく
  （造影剤の残留がクリアされるかどうかを評価できる）
- 強すぎるとろみで送り込み不良や残留があり得るので，薄めのとろみも用意する

swallowing solids（TOMASS）[4]が報告されている．この研究は 7 カ国共同研究，対象は 228 人と規模は大きいが，健常人を対象とした正常値の報告である．当初，脳卒中患者の嚥下機能のスクリーニングとして開発された MASA[5]は，脳卒中以外にも応用が可能で，臨床観察に加えて，検査食を咀嚼した後の食塊の様子を観察する 24 の評価項目で構成されている．侵襲性が低く，医師でなくても観察が可能であるが，その点数では食形態の提案はできない．咀嚼機能を含めた摂食嚥下機能をスコア化し，その合計点で食形態を提案するスクリーニング方法として広く用いられているのは，渉猟する限り現時点では GUSS[6]のみである．GUSS では三段階の検査食を用いて，徐々に難易度の高い直接嚥下機能を評価していくものであり，追試研究も報告されている．しかしながら，米を主食とする日本人への適合および現在本邦で用いら

れている嚥下調整食の多様性には対応していない．
　そこで筆者らは，9 項目より成る観察評価表（表3）を作成した．GUSS の 4 項目をまず入れ，咀嚼の評価として口角の左右非対称な運動を加えた．咀嚼に伴う口角の左右非対称な動きや下顎の回転運動は前述の論文でも注目されている視点である．むせがみられない（不顕性誤嚥）時の補助項目として，頸部聴診，声質の変化，呼吸観察の 3 項目を加えた．また，現実的なリスク管理を考えて，口腔内残渣および，それを出せるかの項目を加えた．そして，前向き多施設共同試験にて，嚥下造影または嚥下内視鏡の結果と観察評価表の整合性を検討した．なお，MASA は嚥下造影検査での薄いとろみ，濃いとろみの液体およびプリン状（半固形物）の造影剤の誤嚥で，GUSS は嚥下内視鏡での液体と半固形で，それぞれ外観評価と検査の整合性の検討が行われていて，対象はいずれも脳卒

表 3. 観察評価 9 項目と判断基準

	評価項目	判断基準
1	口角の左右非対称な運動	あるかどうか観察で判断
2	嚥下（飲み込み）	遅延の基準は，食形態毎に定め，液体：2 秒以上，0 t，コード 1，コード 2-1，2-2：3 秒以上，コード 3：15 秒以上，コード 4，常食：20 秒以上
3	むせ	口に含んでから嚥下前，嚥下中，嚥下後を通じて，むせるかどうかを観察し，軽く，小さく，引っかかるような咳がある場合もむせると判断する
4	頸部聴診	嚥下音や嚥下後の呼吸音の異常の有無を聴取し，長い嚥下音や弱い嚥下音，嚥下時の泡立ち音やむせに伴う喀出音，嚥下直後の濁った湿性音，嗽音，液体の振動音などの異常音の有無を評価する
5	流涎	口に取り込んでから，咀嚼中，嚥下時を通じて流れ出る涎を確認する
6	声質の変化	飲み込み後に「えー」と発声させ，湿性嗄声などの変化を確認する
7	呼吸観察	食事中に呼吸の状態に変化があるかどうかを観察，特に嚥下後に呼吸が浅く速くなることに注意する
8	口腔内残渣	嚥下後の口腔内の残渣を観察し，歯牙の間や残痕部分などへこみの部分にかけら程度がある状態を「少量ある」，粘膜の平滑な面にも残存している場合や，明らかに大きなものが残存している状態を「ある」とする
9	口腔内残渣をうがいで出せるか	口腔内残渣がある場合，それをぶくぶくうがいにより出せるかどうかを評価する．うがいができず出せない，うがいするが不十分，うがいで出せる，の 3 段階とした．ごくわずか（健常者でも残存する程度）残渣が残っている場合は「出せる」とする

（令和 1 年度厚生労働科学研究費補助金（長寿科学政策研究事業）嚥下造影および嚥下内視鏡を用いない食形態判定のためのガイドラインの開発報告書より）

中急性期症例である．本研究では，咀嚼を要する食形態での検査との比較であること，「食べ始め」時期の検査ではないことが特色である．

最終的に 155 症例の 532 組のデータを解析した．観察評価でのその食形態の摂取可否の総合判断と検査結果からの判断との一致率は，全体でも 80.8％であった．一致率が高いとも評価できるが，偽陰性率も 60％であり，見落としがあり得ることがわかった．これは観察評価の予想された限界を示すものであり，臨床的には，繰り返し評価をしたり食後の観察などで対処する必要性があること，および一部の症例ではやはり検査が必要であることを示唆している．観察評価では咽頭残留を評価できないことから，口腔内残渣の有無にかかわらず，咽頭残留があり得ることを想定して，食後の喀出の励行によってリスクを回避していく戦略も必要である．

観察評価と検査の整合性は，食形態によって違いがあった．ゼリー状の食品（コード 0j，1j）では一致率が高かった．水ととろみ水については，他の食形態よりも不一致率が高いこと，コード 4 や常食では，観察評価は検査よりも判断が慎重になることがわかった．

咀嚼を要する食品で不一致になった個別の理由としては，残留が多くて喀出できない検査所見が外観でわからないことがあった．また，嚥下反射惹起遅延，口腔内残渣，複数回嚥下が観察され，不可と判断されている例でも，検査では誤嚥や喉頭侵入がないので可と判断されていた．また，観察でのむせを重要視しすぎると，患者の経口摂食の機会を減少させ得る可能性があることが示唆された．むせは誤嚥に対する適切な反応ともいえるので，咀嚼を要する食品を評価するような患者では，むせに反応して慎重になりすぎることなく，喀出力の訓練，再評価やトライアルなど臨床的なリスク管理方法を併用しつつ，食上げに積極的に取り組むことが患者の QOL の向上に寄与すると考えられた．

口角の左右運動は，食形態が常食に近づくにつれ出現頻度が高くなり，咀嚼を反映した観察指標となり得ると考えられた．しかし，観察評価で口角の左右運動がないとされたケースも，嚥下内視鏡で「咀嚼が良好」，あるいは嚥下造影の食塊形成，食塊移送が良好と判断されていた例があった．しかしながら，「口角の左右運動」という初めての外見観察項目が，評価しにくいものであった

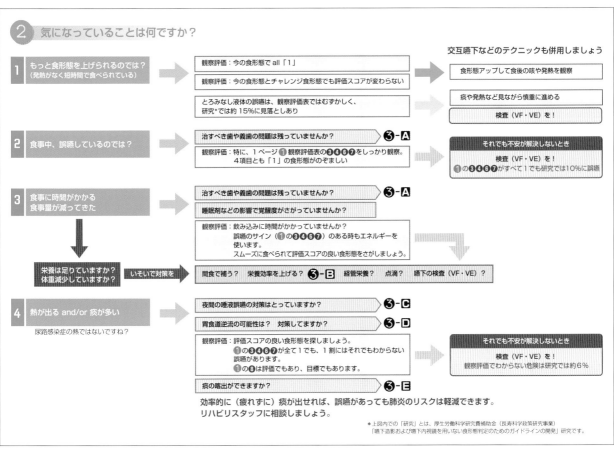

図 2. 臨床のための食形態判定の手引き

可能性はある.

むせだけで誤嚥があることを予測できるか, それに 3 項目の補助項目を加えるとより確実に誤嚥が予測できるかを検討したところ, 「むせ」所見からの「誤嚥」の検出は, 感度 34.6%, 特異度が 84.4%で, $P=0.001$ であった. 3 つの補助項目を加えたことで, 感度が向上した(感度 54.3%, 特異度 70.7%, $P<0.0001$). しかし, 4 項目がすべて観察されなかった場合でも, その 1 割強 (37/350)には誤嚥が認められた.

本評価表と, GUSS との比較を行うと, GUSS のほうが, 感度が高く, 慎重にしたい場合には適していると考えられる一方, GUSS のほうが, より多くの症例を不可と判定していた. GUSS は脳卒中急性期など, 経口摂取が未確立な症例に経口摂取の可否を慎重に評価するのには適しているといえるが, 食べられる症例を禁食にする可能性があることを覚えておく必要がある. その欠点の回

避のためには, 不可となった症例でも翌日評価を繰り返すなどが望まれる.

検査での判定結果を従属変数とし, 観察評価 9 項目のスコアを独立変数とする二項ロジスティック解析を行うと, 全体では, 有意な項目として「口角の左右非対称な運動」と「むせ」の 2 項目が残った. 咀嚼ができることと, 誤嚥しないことを代表する項目が残ったと考えられる. 食形態ごとに検討をすると, 咀嚼を要する食形態で「口角の左右非対称な運動」と「むせ」が残ったほか, とろみ水, 水でも, 「口角の左右非対称な運動」が残ったことは興味深い所見である. 口角の左右非対称な運動は, 総合的な機能の高さを反映した所見である可能性もある.

研究班では, 専門家アンケート結果, 整合性の研究結果を踏まえ, 臨床のための手引き(フローチャート)(図 2)を作製し, すべてをウェブサイト[7]に公表している. 観察評価だけでは誤嚥を判

断しきれないため，適宜嚥下造影や内視鏡検査を行うこと，および数日の経過観察が重要である．1回の観察評価だけですべて判断できるものではない．また研究では，同じ症例の嚥下造影と嚥下内視鏡でも所見が異なる場合があり，患者も毎回同じパフォーマンスを示すのではないこともわかっている．

　さらに，観察評価の熟練，という問題もある．研究班で実施した整合性の研究では，日頃嚥下造影や内視鏡を実施している施設で観察評価を実施しているため，観察評価の能力自体が高いと考えられる．研究班では地域でのワーカーを対象とした研究も行っており，トレーニングは必要という結論になっている．日頃，観察評価を真剣に行いつつ，可能な限り，嚥下造影や内視鏡にも接して病態と外観評価との整合性を確認し続けることで，観察評価の見る目も養われてくると考えられる．

謝　辞

　「嚥下造影および嚥下内視鏡を用いない食形態判定のためのガイドラインの開発」研究班の杏林大学医学部 唐帆健浩先生，日本歯科大学口腔リハビリテーション多摩クリニック 菊谷武先生，藤田医科大学 柴田斉子先生，東京都立府中療育センター 田沼直之先生，元川崎医療福祉大学医療技術学部 寺本房子先生，浜松市リハビリテーション病院 藤島一郎先生，愛知医科大学病院 藤本保志先生，藤田医科大学 吉田光由先生，北海道大学大学院 渡邊裕先生，埼玉県総合リハビリテーションセンター 清水充子先生に深謝いたします．また，多施設共同研究に共同研究者として参画してくださった先生方にも心より感謝申し上げます．

文　献

1) Kaya MS, Güçlü B, Schimmel M, et al：Two-colour chewing gum mixing ability test for evaluating masticatory performance in children with mixed dentition：validity and reliability study. Oral Rehabil, **44**(11)：827-834, 2017.
2) Sato S, Fueki K, Sato H, et al：Validity and reliability of a newly developed method for evaluating masticatory function using discriminant analysis. J Oral Rehabil, **30**(2)：146-151, 2003.
3) Tagashira I, Tohara H, Wakasugi Y：A new evaluation of masticatory ability in patients with dysphagia：The Saku-Saku Test. Arch Gerontol Geriatr, **74**：106-111, 2018.
   Summary 咀嚼の評価方法として，ハッピーターン® を咀嚼する様子の顎の動きに注目した外観評価法を提案している．
4) Huckabee ML, McIntosh T, Fuller L, et al：Test of masticating and swallowing solids (TOMASS), reliability, validity and international normative data. Int J Lang Commun Disord, **53**(1)：144-156, 2018.
5) Mann G：The Mann Assessment of Swallowing Ability. Delmar Cengage Learning, New York, 2002.
6) Trapl M, Enderle P, Nowotny M, et al：Dysphagia bedside screening for acute-stroke patients：the Gugging Swallowing Screen. Stroke, **38**(11)：2948-2952, Epub 2007.
7) https://www.hosp.ncgm.go.jp/s027/202010_guideline_development.html

MB ENT, 280：15-23, 2023

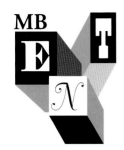

◆特集・嚥下障害を診る

サルコペニアと摂食嚥下障害

森　隆志*

Abstract　サルコペニアの摂食嚥下障害は，全身および嚥下関連筋群のサルコペニアにより引き起こされる摂食嚥下障害のことであり検証された診断方法が存在する．サルコペニアの摂食嚥下障害の患者は，急性期の摂食嚥下リハビリテーション（以下，嚥下リハ）の患者のうち約 32%にのぼり，その対応は重要である．

サルコペニアの摂食嚥下障害の臨床はサルコペニアの成因である加齢，低栄養，侵襲，不活動を考慮する必要がある．サルコペニアの摂食障害の臨床において特に重要なキーワードは「栄養」と「レジスタンストレーニング」である．栄養療法は理想体重 1 kg に対し 1 日あたり 30 kcal 以上の投与を目安にできる．また，レジスタンストレーニングを含む嚥下リハが機能改善に寄与すると報告され，種々の訓練方法が考案されている．

サルコペニアの摂食嚥下障害の診断法やアプローチの方法はさらなる進歩の余地がある．

Key words　サルコペニアの摂食嚥下障害（sarcopenic dysphagia），サルコペニア（sarcopenia），摂食嚥下障害（dysphagia），栄養療法（nutrition therapy），リハビリテーション（rehabilitation）

背　景

サルコペニアの摂食嚥下障害は，全身および嚥下関連筋群のサルコペニアにより引き起こされる摂食嚥下障害のことである[1)2)]．まず，サルコペニアの摂食嚥下障害の背景にあるサルコペニアと老嚥について概説する．

1．サルコペニア

サルコペニアとは「進行性で全身性の骨格筋疾患であり，転倒，骨折，身体障害，死亡率といった有害事象の可能性の増加と関連する」と European Working Group on Sarcopenia in Older People（EWGSOP）により定義されている[3)]．EWGSOP2[4)]では，筋力低下・筋肉量低下・身体機能低下があれば重度サルコペニア，筋力低下および筋肉量低下があればサルコペニア確実，筋力低下があればサルコペニアの可能性が高い（proba-

ble sarcopenia）と判断する．Asian Working Group on Sarcopenia（AWGS）の診断法[5)]では，スクリーニングテストで対象者を抽出し，「骨格筋量の低下と筋力低下がある場合」または「骨格筋量の低下と身体機能の低下がある場合」にサルコペニアと判断する．また，「骨格筋量・骨格筋の筋力・身体機能の低下がすべて認められる場合」には重度サルコペニアと判断する．つまり，どちらの基準でも「筋力」「筋肉量」「身体機能」が評価の重要項目である．筋力は握力を代表値とし，筋肉量は骨格筋量指数（skeletal muscle mass：SMI）を用いてカットオフ値が定められている[3)~5)]．骨格筋量のカットオフ値は若年成人（20～39 歳）のマイナス 2 標準偏差と定められている[3)]．また，身体機能の代表値は歩行速度の他に，5 回椅子立ち上がりテスト，Short Physical Performance Battery が使用される．これらの評価項目

*　Mori Takashi，〒 963-8563　福島県郡山市八山田 7-115　総合南東北病院口腔外科摂食嚥下リハビリテーションセンター

を嚥下機能に置き換えて考えると，筋力は「嚥下筋力」，筋肉量は「嚥下関連筋の筋肉量」，機能は「嚥下機能」となる．サルコペニアの摂食嚥下障害を評価する際には，嚥下筋力・嚥下筋肉量・嚥下機能を，何をもって表すかを考慮しなければならない．

2．老嚥とオーラルフレイル

サルコペニアによって引き起こされる摂食嚥下障害は，高齢者に多くみられると考えられている．サルコペニアの摂食嚥下障害には，老嚥（presbyphagia）とオーラルフレイルがその背景に存在するとの仮説が提唱されている[1)2)]．日本老年医学会では，フレイルとは"frailty"の日本語訳であると定義している[6)]．ここでは，フレイルとは「加齢に伴う予備能力低下のため，ストレスに対する回復力が低下した状態」を表す．フレイルは，要介護状態に至る前段階として捉えられ，身体的脆弱性のみならず精神・心理的脆弱性や社会的脆弱性などの多面的な問題を抱えやすく，自立障害や死亡を含む健康障害を招きやすいハイリスク状態を意味する．身体的なフレイルは，Friedらが評価法を発表している[7)]．この評価法は，体重減少，主観的疲労感，日常生活活動量の減少，身体能力（歩行速度）の減弱，筋力（握力）の低下からなり，このうち3項目以上該当した場合はfrailty，1～2項目該当した場合はpre-frail，該当項目なしの場合は健常と判断される．摂食嚥下機能における「フレイル」の状態は「老嚥」と称される[8)]．経口摂取は可能だがわずかな能力低下がある状態と解釈すると理解しやすい．老嚥とは，加齢に伴う口腔や嚥下運動の低下に関連した老人性の摂食嚥下機能低下のことでありpresbyphagiaの訳語である[1)2)]．1992年にはすでにRobbinsら[9)]が嚥下造影検査と咽頭内圧を計測する機器を用いて健常高齢者の嚥下状態を報告している．老嚥の症状は，嚥下関連筋群の萎縮や歯牙，歯茎部，口腔粘膜や唾液腺の変性および味覚や口腔内の感覚の鈍麻，喉頭閉鎖の遅れ，食道入口部開大時間の延長，舌骨の上方への最大移動時間の遅延，舌

圧低値が挙げられている[8)]．しかしながら，老嚥の明確な診断基準はない．

口腔の虚弱状態を表す用語に「オーラルフレイル」がある[10)]．オーラルフレイルの診断基準も信頼性と妥当性を検証されたものはない．提案されている評価項目は，介護予防基本チェックリストの口腔関連項目「13．硬いものが食べにくい」「14．ムセがある」「15．口が渇く」，多数歯の欠損の放置，食事摂取品目と量の低下，筋肉量の低下，口腔器官の巧緻運動をみる検査であるオーラルディアドコキネシスがある[11)]．

3．サルコペニアの摂食嚥下障害の発症機序

サルコペニアの摂食嚥下障害は，老嚥やオーラルフレイルの状態にある高齢者が何らかの疾患により入院イベントが生じた時に生じる可能性がある[1)]．Wakabayashiらは，病院における嚥下リハ対象者のうち約1/3にサルコペニアの摂食嚥下障害を認めたと報告している[12)]．筆者の所属する病院でも，明らかに摂食嚥下障害を引き起こす疾患のない患者の摂食嚥下障害が生じることを臨床上よく経験する．筆者は，急性期病院の摂食嚥下リハビリテーションセンターの受診患者4,443人を調査し，約半数の患者の入院時の診断名は明らかに摂食嚥下障害を引き起こす疾患ではなかったと報告している[13)]．臨床上こうした患者の摂食嚥下障害の原因は，未診断の脳梗塞や神経筋疾患，薬剤などが想定されるが，嚥下関連筋群のサルコペニアも原因の一つと考えられる．

嚥下関連筋群のサルコペニアの評価法とその加齢性変化

嚥下関連筋群は加齢性に筋力と筋肉量が減弱する．本項では，嚥下筋力と筋肉量の計測方法（表1，2）とその変化を概説する．

1．嚥下関連筋群の筋力

嚥下関連筋の筋力の評価には，舌圧，開口力，咽頭圧，咬合力，口唇閉鎖力，頭部挙上筋力が用いられる．中でも，最大舌圧は十分な標準的データが存在し[14)15)]，計測も簡便であるため臨床的に

表 1. 嚥下関連筋力の主な計測方法

評価項目	計測方法
最大舌圧	舌圧計測器
開口力	開口力測定器
咬合力	咬合力測定器
咽頭圧	high resolution manometry
口唇閉鎖力	IOPI®, 口唇力計測器
頭部挙上筋力	MMT

IOPI® : Iowa Oral Performance Instrument

表 2. 嚥下関連筋肉量の主な計測方法

評価項目	使用機器
オトガイ舌骨筋横断面積	CT, MRI, US
顎二腹筋前腹	CT, MRI, US
舌横断面積	US
咬筋	MRI, US
咽頭周囲の筋	MRI
側頭筋	CT

US : 超音波検査機器

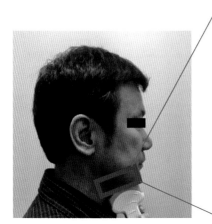
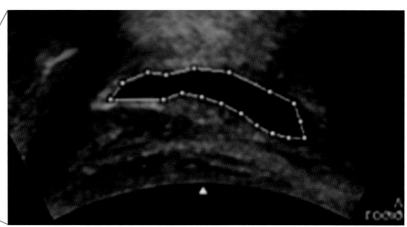

図 1. 超音波検査装置によるオトガイ舌骨筋の計測方法
下顎下面に超音波検査装置のプローブを当てて計測する．オトガイと舌骨の音響陰影の間にある低輝度領域をオトガイ舌骨筋の横断面積に近似する領域として同定する

よく用いられる評価方法である．最大舌圧は高齢者で低下し[14]，サルコペニアやサルコペニアの摂食嚥下障害と関連する[16]．また，開口力も年齢やサルコペニアと関連する[17]．

2．嚥下関連筋群の筋肉量

嚥下関連筋群の筋肉量は，CT，MRI，超音波検査装置（図1）で評価可能である．オトガイ舌骨筋は嚥下時に舌骨をオトガイの方向へ移動させ，喉頭の前方展開を促す重要な筋肉であるが，高齢者において面積が減少し質が変化することがCTと超音波検査装置を用いた研究で報告されている（図2）[18)19]．また，サルコペニアの摂食嚥下障害者の顎二腹筋前腹はサルコペニアの他の原因の摂食嚥下障害者に比し，横断面積が少なく輝度が高い[20]．高齢者の咬筋は若年者に比し容積が減少し[21]，その厚みは嚥下機能と関連する[22]．中咽頭周囲の筋は，MRIの評価で高齢者は若年者に比し横断面積が減少し，対称的に中咽頭の空隙は高齢で拡大する[23]．しかしながら，高齢者の舌筋の横断面積は若年者に比し増大した報告があり，すべ

ての嚥下関連筋の横断面積が一様に減少するわけではなく，かつ脂肪化の影響を受ける可能性があると考えられている[24]．

サルコペニアの摂食嚥下障害の診断

サルコペニアの摂食嚥下障害において検証された診断方法は「サルコペニアの摂食嚥下障害の診断フローチャート」（図3）[25]がある．ここでは全身のサルコペニアと嚥下障害があり，明らかに摂食嚥下障害を引き起こす疾患がなければサルコペニアの摂食嚥下障害の可能性があるとされる．このフローチャートでは，65歳以上の従命可能な者を対象としている．このフローチャートの第1および第2段階では，全身のサルコペニアのある者を抽出する．第3段階で摂食嚥下障害のあるものを選択し，第4段階で明らかに摂食嚥下障害を引き起こす疾患をもつものを除外する．第5段階で嚥下関連筋群の筋力の指標である最大舌圧が低下している者を「サルコペニアの摂食嚥下障害の可能性が高い」とし，最大舌圧が低下していないある

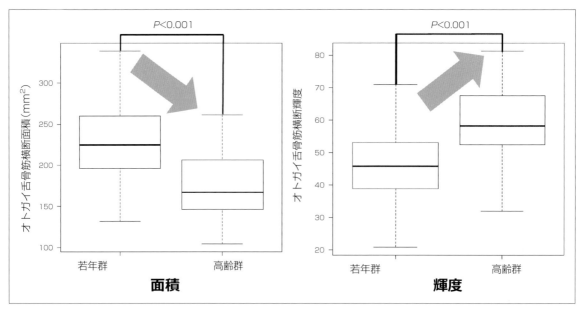

図 2. オトガイ舌骨筋の横断面積と輝度
高齢者は面積が減少し質が低下する
（文献 18 より引用改変）

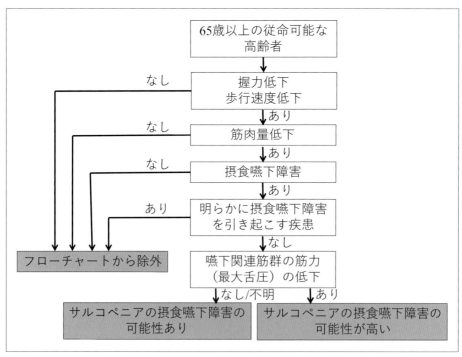

図 3. サルコペニアの摂食嚥下障害の診断フローチャート
（文献 25 より引用改変）

いは未計測の者を「サルコペニアの摂食嚥下障害の可能性あり」と分類する．このフローチャートでは嚥下関連筋群の筋肉量は計測しない．開発時点では嚥下関連筋群の筋肉量の簡便な計測は実用的ではなく，カットオフ値が設定できなかったためである．超音波検査装置によるオトガイ舌骨筋の筋肉量の計測がなされるようになり，カットオフ値の研究も遂行中であるため，嚥下関連筋群の

表 3. 嚥下関連筋群のレジスタンストレーニングの方法

訓練名称，方法	改善のあった指標	注記
頭部挙上訓練	咽頭残留減少	Shaker et al(1997)
嚥下おでこ体操	自覚的嚥下機能	長尾ら(2018) ※他の運動と併用
頸部等尺性収縮手技	舌骨移動，RSST	岩田ら(2010) ※他の運動と併用
徒手的頸部筋力増強訓練	舌骨移動	杉浦ら(2008) ※他の運動と併用
開口訓練	食道入口部開大 舌骨移動	Wada et al(2012)
CTAR (Chin Tuck Against Resistance Exercise)	舌骨上筋群の筋電	Yoon et al(2016) ※頭部挙上訓練との比較
硬口蓋のプローブを舌で押す	舌圧	Robbins et al(2005)
IOPI®*のプローブを舌で押す	舌圧	Oh(2015)
ぺこぱんだ® の操作	舌骨上筋群	大瀧(2017) 舌圧子と同等の筋活動
IOPI®*のプローブを両唇で押さえる	口唇の筋力	Park(2018) 麻痺のある患者
"藤島式" 嚥下体操セット	自覚的嚥下機能(質問紙評価)	長尾ら(2018)
高齢者の摂食嚥下運動機能向上 プログラム(MTPSSE)	—	西尾(2021)

*IOPI®(Iowa Oral Performance Instrument)：扁平なバルーンがプローブとして付属している

筋肉量の計測を含めたフローチャートへの改良が期待されている.

サルコペニアの摂食嚥下障害の治療と関連因子

サルコペニアの摂食嚥下障害への介入は，早期からの栄養療法とレジスタンストレーニングを含む運動療法が効果的である. サルコペニアの摂食嚥下障害の予後と関連する因子には，炎症[26]や下腿周囲長[27]，嗄声[28]，低栄養[29]があり，高齢者施設入所者の生命予後と関連する[30]ため，その診断や予後予測にはこれらの関連する諸因子も考慮する必要がある.

サルコペニアの摂食嚥下障害の治療に関する症例報告は10編[31]~[40]ある. 6例は，運動療法と栄養療法を併用して実施している. ほとんどの症例で多職種チームによる介入が行われ栄養状態と嚥下機能が改善している. 低栄養はサルコペニアのリスク因子であり，嚥下障害は低栄養のリスク因子である. 体重増加を目指した栄養管理をする場合は，備蓄量も考慮した積極的な栄養投与が必要であるが，低栄養の原因が多岐にわたり十分な観察

とモニタリングが必要である. 栄養リスクのある患者のリハビリテーションには，リハビリテーション栄養の概念を援用することが有用である[41]. リハビリテーション栄養の個別の患者への実践法としてリハビリテーション栄養ケアプロセスが提唱されている[42]. Shimizuらは回復期リハビリテーション病棟におけるサルコペニアの摂食嚥下障害の報告では，1日あたり理想体重1 kgあたり30 kcal以上のエネルギーを投与された群は30 kcal未満の群に比し嚥下障害の改善度がよかったと報告している[43].

Wakabayashiらは，サルコペニアの摂食嚥下障害者に対しレジスタンストレーニングを含む訓練をした場合は機能改善度が高かったと報告している[44]. 嚥下関連筋のレジスタンストレーニングの方法は種々報告されている(表3).

運動療法も栄養療法も早期の介入が嚥下機能の改善とかかわっている. Miyauchiらは，サルコペニアの摂食嚥下障害に対し，より早期に理学療法を開始するとその後の嚥下機能の改善が良好であったと報告しており[45]，サルコペニアの摂食嚥

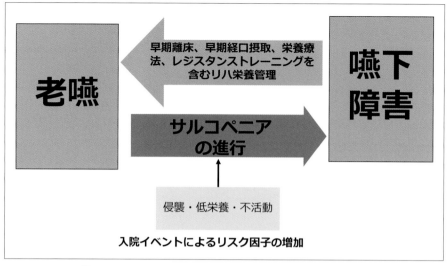

図 4. サルコペニアの摂食嚥下障害の発症と治療の概念図

下障害に限ってはいないものの Maeda らは，高齢の肺炎患者で早期に経口摂取を開始したものは肺炎の治癒期間と嚥下機能の改善度が良好であったと報告している[46]．入院イベントに伴うサルコペニアの摂食嚥下障害の発症と治療の概念図を図4に示す．

1．嚥下関連筋群の運動療法

以下に，嚥下関連筋群のレジスタンストレーニングとその効果を挙げる．

1）舌骨上筋群の抵抗運動

背臥位で頭頸部を屈曲させる頭部挙上訓練は，咽頭残留を軽減させる[47]．嚥下おでこ体操は座位で実施可能な前頸部の筋群のトレーニングであり，自覚的な嚥下機能を改善させる[48]．頸部等尺性収縮手技は，舌骨の移動と反復唾液嚥下検査のスコアを改善させる[49]．徒手的頸部筋力増強訓練は舌骨の移道を改善させる[50]．開口訓練は，食道入口部開大と舌骨の移動を改善させる[51]．下顎と鎖骨でゴムボールを挟む chin tuck against resistance exercise（CTAR）は，舌骨上筋群の筋電を賦活させる[52]．

2）舌筋の抵抗運動

硬口蓋に設置したプローブを舌で押す訓練は，舌圧を改善させる[53]．Iowa Oral Performance Instrument（IOPI®）のプローブを舌で押す訓練は舌圧を改善させる[54]．やわらかいシリコン製の半球体のあるぺこぱんだ® を舌で押すと舌圧子と同

等の筋賦活を誘導できる[55]．

3）口輪筋の抵抗運動

口唇の筋力と舌圧はサルコペニアの摂食嚥下障害の診断の指標として有用である[56]．IOPI® のプローブを両唇で押さえると口唇の筋力が改善する[57]．

4）運動プログラム

抵抗運動を含む，いわゆる嚥下体操のプログラムが考案されている．"藤島式"嚥下体操セットは自覚的な嚥下機能を改善させる[48]．高齢者の摂食嚥下運動機能向上プログラム（MTPSSE）では舌骨上筋群を含む嚥下関連筋のレジスタンストレーニングの方法が詳細に提案されている[58]．

サルコペニアの摂食嚥下障害の課題と展望

サルコペニアの摂食嚥下障害の診断と治療，予防についてのさらなる研究・開発が必要である．サルコペニアの摂食嚥下障害診断フローチャートには現在のところ嚥下関連筋群の筋肉量の計測がなされないが，サルコペニア診断の3つの要素（筋力・筋肉量・機能）のうちの1つであるため，その評価方法の確立が必要である．超音波検査装置はCT や MRI に比し安価で非侵襲的なので，これを用いた評価方法の信頼性・妥当性の検証とカットオフ値の開発が必要である．介入方法の報告は観察研究か症例報告が主でまだその数も少ないため，栄養内容や訓練の具体的な方法に関するさら

なる研究が必要である．また，炎症や悪液質といった栄養と運動以外の因子の影響の調査もさらに必要かもしれない．

　サルコペニアの摂食嚥下障害は加齢性変化を背景としていると思われるため，高齢者の嚥下関連筋群の衰えを予防する取り組みも重要と考えられる．たとえば，地域での介護予防事業や高齢者の検診において嚥下関連筋の評価や訓練を取り入れることが考えられる．

引用文献

1) Wakabayashi H：Presbyphagia and sarcopenic dysphagia：association between aging, sarcopenia, and deglutition disorders. J Frailty Aging, **3**：97-103, 2014.
   Summary　サルコペニアの摂食嚥下障害の概念および成因と診断，対応法を提示した総論．
2) Fujishima I, Fujiu-Kurachi M, Arai H, et al：Sarcopenia and dysphagia：position paper by four professional organizations. Geriatr Gerontol Int, **19**：91-97, 2019.
   Summary　サルコペニアと摂食嚥下障害について執筆時点での知識を網羅し4学会合同のポジションペーパーとして発表された．
3) Cruz-Jentoft AJ, Landi F, Schneider SM, et al：Prevalence of and interventions for sarcopenia in aging adults：a systematic review. Report of the International Sarcopenia Initiative(EWGSOP and IWGS). Age Aging, **43**(6)：748-759, 2014.
4) Cruz-Jentoft AJ, Bahat G, Bauer J, et al：Sarcopenia：revised European consensus on definition and diagnosis. Age and Ageing, **48**：16-31, 2019.
5) Chen LK, Woo J, Assantachai P, et al：Asian Working Group for Sarcopenia：2019 Consensus Update on Sarcopenia Diagnosis and Treatment. J Am Med Dir Assoc, **21**：300-307, 2020.
6) フレイルに関する日本老年医学会からのステートメント．https://www.jpn-geriat-soc.or.jp/info/topics/pdf/20140513_01_01.pdf(2022年7月閲覧)
7) Fried LP, Catherine M, Tangen, JW, et al：Frailty in Older Adults：Evidence for a Pheno-

type. J Gerontol A Biol Sci Med Sci, **56**(3)：M146-M157, 2001.
8) Rofes L, Arreola V, Romea M, et al：Pathophysiology of oropharyngeal dysphagia in the frail elderly. Neurogastroenterol Motil, **22**：851-858, e230, 2010.
9) Robbins J, Hamilton JW, Lof GL, et al：Oropharyngeal swallowing in normal adults of different ages. Gastroenterology, **103**(3)：823-829, 1992.
10) 糸田昌隆：オーラルフレイル．Modern Physician, **35**(12)：1405-1408, 2015.
11) 飯島勝矢：平成24～26年度厚生労働科学研究費補助金(長寿科学総合研究事業)「虚弱・サルコペニアモデルを踏まえた高齢者食生活支援の枠組みと包括的介護予防プログラムの考案および検証を目的とした調査研究」報告書．
12) Wakabayashi H, Takahashi R, Murakami T：The Prevalence and Prognosis of Sarcopenic Dysphagia in Patients Who Require Dysphagia Rehabilitation. J Nutr Health Aging, **23**：84-88, 2019.
13) 森　隆志：栄養・摂食嚥下サポートチーム．総合リハ, **47**(1)：27-30, 2019.
14) Utanohara Y, Hayashi R, Yoshikawa M, et al：Standard values of maximum tongue pressure taken using newly developed disposable tongue pressure measurement device. Dysphagia, **23**：286-290, 2008.
15) Nakamori M, Imamura E, Fukuta M, et al：Tongue thickness measured by ultrasonography is associated with tongue pressure in the Japanese elderly. PLoS One, **15**(8)：e0230224, 2022.
16) Maeda K, Akagi J：Decreased tongue pressure is associated with sarcopenia and sarcopenic dysphagia in the older. Dysphagia, **30**(1)：80-87, 2015.
17) Machida N, Tohara H, Hara K, et al：Effects of aging and sarcopenia on tongue pressure and jaw-opening force. Geriatr Gerontol Int, **17**(2)：295-301, 2017.
18) Mori T, Izumi S, Suzukamo Y, et al：Ultrasonography to detect age-related changes in swallowing muscles. Eur Geriatr Med, **10**：753-760, 2019.
19) Feng X, Todd T, Lintzenich CR, et al：Aging-related geniohyoid muscle atrophy is related

to aspiration status in healthy older adults. Gerontol A Biol Sci Med Sci, **68**(7)：853-860, 2013.

20) Ogawa N, Wakabayashi H, Mori T, et al：Digastric muscle mass and intensity in older patients with sarcopenic dysphagia by ultrasonography. S. Geriatr Gerontol Int, **21**(1)：14-19, 2021.

21) Lin CS, Wu CY, Wu SY, et al：Age- and sex-related differences in masseter size and its role in oral functions. JADA, **148**(9)：644-653, 2017.

22) González-Fernández, M, Arbones-Mainar JM, Ferrer-Lahuerta E, et al：Ultrasonographic Measurement of Masseter Muscle Thickness Associates with Oral Phase Dysphagia in Institutionalized Elderly Individuals. Dysphagia, **6**(6)：1031-1039, 2021.

23) Molfenter SM, Amin MR, Branski RC, et al：Age-Related Changes in Pharyngeal Lumen Size：A Retrospective MRI Analysis. Dysphagia, **30**(3)：321-327, 2015.

24) Yamaguchi K, Hara K, Nakagawa K, et al：Ultrasonography Shows Age-related Changes and Related Factors in the Tongue and Suprahyoid Muscles. J Am Med Dir Assoc, **22**(4)：766-772, 2020.

25) Mori T, Fujishima I, Wakabayashi H, et al：Development, reliability, and validity of a diagnostic algorithm for sarcopenic dysphagia. JCSM Clinical Reports, **2**(2)：1-10, 2017.
Summary サルコペニアの摂食嚥下障害の診断法を開発し，その信頼性と妥当性を示した．

26) Mori T, Wakabayashi H, Kishima M, et al：Association between Inflammation and Functional Outcome in Patients with Sarcopenic Dysphagia. J Nutr Health Aging, **26**(4)：400-406, 2022.

27) Kimura M, Naganuma A, Ogawa Y, et al：Calf circumference and stroke are independent predictors for an improvement in the food intake level scale in the Japanese sarcopenic dysphagia database [published online ahead of print]. Eur Geriatr Med, 2022. doi：10.1007/s41999-022-00651-3.

28) Wakabayashi H, Kishima M, Itoda M, et al：Prevalence of Hoarseness and Its Association with Severity of Dysphagia in Patients with Sarcopenic Dysphagia. J Nutr Health Aging, **26**(3)：266-271, 2022.

29) Taguchi K, Wakabayashi H, Fujimoto M, et al：Association between Malnutrition Severity and Swallowing Function in Convalescent Rehabilitation Wards：A Multi-Center Cohort Study in Malnourished Patients with Sarcopenic Dysphagia. J Nutr Health Aging, **26**(5)：469-476, 2022.

30) Campo-Rivera N, Ocampo-Chaparro JM, Carvajal-Ortiz R, et al：Sarcopenic Dysphagia Is Associated With Mortality in Institutionalized Older Adults [published online ahead of print]. J Am Med Dir Assoc. 2022.

31) Hashida N, Shamoto H, Maeda K, et al：Rehabilitation and nutritional support for sarcopenic dysphagia and tongue atrophy after glossectomy：A case report. Nutrition, **35**：128-131, 2017.

32) Nakayama E, Tohara H, Sato M, et al：Time Course and Recovery of the Movements of Hyoid Bone and Thyroid Cartilage During Swallowing in a Patient With Sarcopenic Dysphagia. Am J Phys Med Rehabil, **99**：e64-e67, 2020.

33) Maeda K, Akagi J：Treatment of Sarcopenic Dysphagia with Rehabilitation and Nutritional Support：A Comprehensive Approach. J Acad Nutr Diet, **116**：573-577, 2016.

34) Uno C, Wakabayashi H, Maeda K, et al：Rehabilitation nutrition support for a hemodialysis patient with protein-energy wasting and sarcopenic dysphagia：a case report. Renal Replacement Therapy, **4**：18, 2018.

35) Wakabayashi H, Uwano R：Rehabilitation Nutrition for Possible Sarcopenic Dysphagia After Lung Cancer Surgery：A Case Report. Am J Phys Med Rehabil, **95**：e84-e89, 2016.

36) Borda MG, Venegas-Sanabria LC, Puentes-Leal GA, et al：Oropharyngeal dysphagia in older adults：The well-known tale. Geriatr Gerontol Int, **17**：1031-1033, 2017.

37) Yamada Y, Shamoto H, Maeda K, et al：Home-based Combined Therapy with Rehabilitation and Aggressive Nutrition Management for a Parkinson's Disease Patient with Sarcopenic Dysphagia：A Case Report. Prog Rehabil Med,

3：20180019, 2018.

38) Kasahara K, Okubo K, Morikawa J：Laryngeal suspension, combined with rehabilitation and nutritional support, improved the clinical course of a patient with sarcopenic dysphasia. Int J Surg Case Rep, **70**：140-144, 2020.

39) Miura K, Koda M, Funayama T, et al：Sarcopenic Dysphagia After Occipito-Cervical Fusion Surgery in an Elderly Patient With High-Cervical Myelopathy Caused by Retro-Odontoid Pseudotumor：A Case Report. Cureus, **12**(12)：e11881, 2022.

40) Can B, İsmagulova N, Enver N, et al：Sarcopenic dysphagia following COVID-19 infection：A new danger. Nutr Clin Pract, **36**(4)：828-832, 2022.

41) Wakabayashi H, Sakuma K：Rehabilitation nutrition for sarcopenia with disability：a combination of both rehabilitation and nutrition care management. J Cachexia Sarcopenia Muscle, **5**(4)：269-277, 2014.

42) Wakabayashi H：Rehabilitation nutrition in general and family medicine. J Gen Fam Med, **18**(4)：153-154, 2017.

43) Shimizu A, Fujishima I, Maeda K, et al：Nutritional Management Enhances the Recovery of Swallowing Ability in Older Patients with Sarcopenic Dysphagia. Nutrients, **13**(2)：596, 2021.
Summary サルコペニアの摂食嚥下障害患者に対し積極的な栄養療法でその回復を支持できることを示した.

44) Wakabayashi H, Matsushima M, Momosaki R, et al：The effects of resistance training of swallowing muscles on dysphagia in older people：A cluster, randomized, controlled trial. Nutrition, **48**：111-116, 2018.

45) Miyauchi N, Nakamura M, Nakamura I, et al：Effect of early versus delayed mobilization by physical therapists on oral intake in patients with sarcopenic dysphagia after pneumonia. Eur Geriatr Med, **10**：603-607, 2019.

46) Maeda K, Koga T, Akagi J：Tentative nil per os leads to poor outcomes in older adults with aspiration pneumonia. Clin Nutr, **35**(5)：1147-1152, 2016.

47) Shaker R, Kern M, Bardan E, et al：Augmentation of deglutitive upper esophageal sphincter opening in the elderly by exercise, Am J Physiol, **272**：635-636, G1518-G1522, 1997.

48) 長尾菜緒，田中直美，藤島一郎ほか：藤島式嚥下体操セットの継続的な実施による嚥下障害症状改善効果体操セット実施群と未実施群の比較検討. 嚥下医, **7**(2)：262-272, 2018.

49) 岩田義弘，寺島万成，長島圭士郎ほか：高齢者に対する頸部等尺性収縮手技(chin push-pull maneuver)による嚥下訓練. 耳鼻と臨, **56**：S195-S201, 2010.

50) 杉浦淳子，藤本保志，安藤　篤ほか：頭頸部腫瘍術後の喉頭挙上不良を伴う嚥下障害例に対する徒手的頸部筋力増強訓練の効果. 日摂食嚥下リハ学誌, **12**(1)：69-74, 2008.

51) Wada S, Tohara H, Iida T, et al：Jaw-opening exercise for insufficient opening of upper esophageal sphincter. Arch Phys Med Rehabil, **93**(11)：1995-1999, 2012.

52) Sze WP, Yoon WL, Escoffier N, et al：Evaluating the Training Effects of Two Swallowing Rehabilitation Therapies Using Surface Electromyography--Chin Tuck Against Resistance(CTAR)Exercise and the Shaker Exercise. Dysphagia, **31**(2)：195-205, 2016.

53) Robbins J, Gangnon RE, Theis SM, et al：The effects of lingual exercise on swallowing in older adults. J Am Geriatr Soc, **53**(9)：1483-1489, 2005.

54) Oh JC：Effects of Tongue Strength Training and Detraining on Tongue Pressures in Healthy Adults. Dysphagia, **30**(3)：315-320, 2015.

55) 大瀧浩之，佐藤新介，沖田啓子ほか：ぺこぱんだ® 使用時における舌骨上筋群筋活動量の定量的評価. 言語聴覚研究, **14**(2)：134-138, 2017.

56) Sakai K, Nakayama E, Tohara H, et al：Diagnostic accuracy of lip force and tongue strength for sarcopenic dysphagia in older inpatients：A cross-sectional observational study. Clin Nutr, **38**(1)：303-309, 2018.

57) Park HS, Park JY, Kwon YH, et al：Effect of orbicularis oris muscle training on muscle strength and lip closure function in patients with stroke and swallowing disorder. J Phys Ther Sci, **30**(11)：1355-1356, 2018.

58) 西尾正輝：MTPSSE　第1巻 高齢者の発話と嚥下の運動機能向上プログラム：総論. 学研メディカル秀潤社, 2021.

MB ENT, 280：24-30, 2023

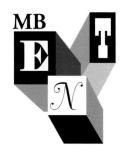

◆特集・嚥下障害を診る

摂食嚥下障害のある小児を診る

益田 慎*

Abstract 摂食嚥下障害のある小児を診察する際には，小児特有の問題を考慮に入れる必要がある．本稿では，摂食嚥下という運動の発達状況，痙性の強い脳性麻痺の体位，知的障害における咀嚼の問題について概説した．このうち，摂食嚥下の発達は首の据わりや腰の据わりなどの体幹の発達と照らし合わせながら咽喉頭所見をとることが必要である．痙性の強い脳性麻痺児・者では誤嚥と窒息のリスクを下げるために，頭部の後屈具合を調整しながら，下咽頭腔の開きと舌尖の位置を確認するとよい．また，知的障害があると咀嚼をせず丸呑みをする傾向があり，特に窒息に留意することが肝要となる．重症心身障害児・者の摂食嚥下状態を正確に把握することは難しいが，ABFS-C を日常的に記録することが有用だと考えられる．

Key words 小児摂食嚥下(pediatric feeding and swallowing)，発達(development)，脳性麻痺(cerebral palsy)，知的障害(intellectual disabilities)，重症心身障害(severe mental and physical disorder)

はじめに

日常的に摂食嚥下障害のある高齢者を診察する耳鼻咽喉科医に「小児の摂食嚥下障害も診てください」と言うと，たいてい一歩引かれてしまう．なぜだろうと考えた時に，小児特有の問題が，成人の摂食嚥下障害にみられる課題に追加されるためであろうと考えられる．その理解が広まらないと小児の摂食嚥下障害を診てくれる耳鼻咽喉科医も増えないだろう．

本稿では，小児(小児期からの摂食嚥下障害が持続した成人も含む)の摂食嚥下障害の特徴を要素に分けて解説する．当然，1人の患者に複数の要素が絡んでいることが普通であるが，少し分析的に診察することの一助になれば幸いである．

摂食嚥下という運動の発達

哺乳動作は口にミルクを含む段階から反射(吸啜反射)で始まる．律動的に舌を動かし，口腔に取り込んだミルクを咽頭に送り込むが，喉頭蓋は口狭部で壁のようにせり立っている．この壁の両脇に流れ込んだミルクは下咽頭に直接流れ込み，そのまま食道へと運ばれていく．この間，喉頭蓋が翻転して喉頭閉鎖が起きることはないので，新生児は発声をしながら哺乳動作を続けることができる．その一方で，喉頭閉鎖をする機構がないことで，嘔吐したミルクで溺れて窒息するリスクも高い．厚生労働省の統計[1]をみると，0歳児の死因の3位は「不慮の窒息」であり，その不慮の窒息の中でもっとも頻度が高いものは「胃内容物の誤嚥」である(哺乳後の曖気は確実に実施されることが重要)．

乳児期にみられる哺乳動作から成人と同様の摂食嚥下動作への移行はダイナミックである[2)3)]．図1に新生児期，首の据わる時期，腰が据わる時期，つかまり立ちの時期における脊柱の並び(alignment)と摂食嚥下器官の状態を主にX線写真の所見から比較し，内視鏡による咽喉頭所見と照らし

* Masuda Shin，〒734-8530 広島県広島市南区宇品神田 1-5-54 県立広島病院小児感覚器科，主任部長

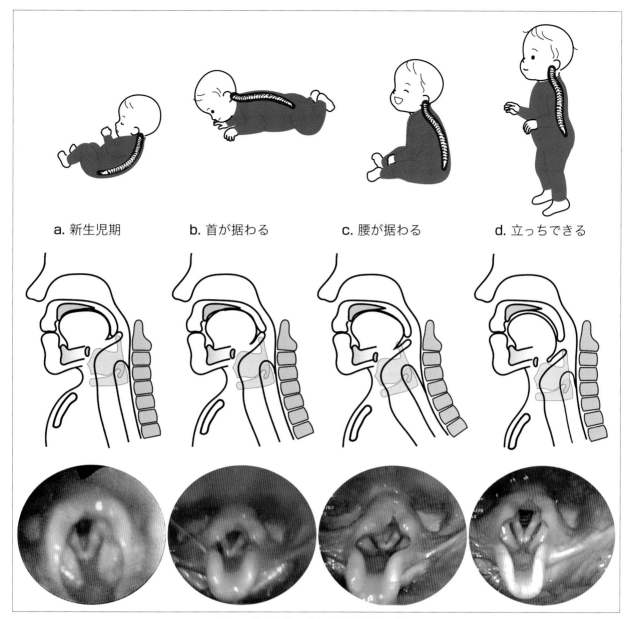

図 1. 乳児の姿勢と摂食嚥下器官の比較

a：新生児期
b：首が据わる時期（月齢4か月頃）
c：腰が据わる時期（月齢7か月頃）
d：つかまり立ちができる時期（月齢11か月頃）
最下段の写真はそれぞれの月齢における典型発達例の咽喉頭内視鏡所見

合わせてみた.

　新生児期には体全体が丸まっており，下顎と胸骨が接近することで，舌骨・喉頭は下顎骨に対して高い位置に固定されている．舌や喉頭の前後左右の動きが制限される代わりに，軟口蓋の先端を喉頭蓋谷にはめ込んだ状態を維持し，軟口蓋と喉頭蓋は口狭部の壁として機能し，ミルクが口腔か

ら喉頭に直接流れ込むことをブロックしている.

　首が据わり始める頃から，頸椎の前弯が起こり始める．いわゆる頭を起こしてくることから，下顎と胸骨が離れ始め，下顎骨に対して舌骨・喉頭の下降が始まる．この頃，喉頭蓋基部はまだ舌根の後方にあり，舌根の動きで完全な喉頭閉鎖を得ることは難しい．しかし，舌骨が下がることで舌

の運動範囲は広がり，スプーンから少量のお茶や果汁などの液体を口に取り込み，舌背の動きで口腔から咽頭に送り込むことは可能となる．喉頭は下顎によって後方に押し込まれており，下咽頭腔（食道入口部）の前後径は短く，固形物を嚥下することはまだ難しい．

腰が据わり座位ができるようになると，頸椎の弯曲はさらに強くなる．体幹は円背で，頸椎に対して喉頭がまだ高い位置にあることで，下咽頭腔（食道入口部）後方の脊柱はむしろ後方にあり，下咽頭腔の前後径が広がっている．内視鏡で観察すると，安静時でも食道入口部の粘膜を確認できることも多い．食道入口部が広がることで，多少の塊は丸呑みすることができ，離乳食はペースト食，粒が入ったペースト食，押しつぶし食と急速にその段階が進む．

しかし，この時期の喉頭蓋の基部は舌根の下方に少し潜り込んだ状態にある．喉頭蓋の翻転は多少できるようにはなっているが，喉頭閉鎖は完全ではなく，離水の多い離乳食は誤嚥しやすい．まとまった量の液体を飲もうとすると哺乳瓶やスパウトマグを使って哺乳動作に近い動きで嚥下する必要がある．

つかまり立ちが始まって，腰椎に弯曲が現れると，頸椎の弯曲は全体に広がり緩やかになる．下顎と胸骨は離れ，舌骨が胸骨に引っ張られるように下降し，喉頭の位置が下がることで喉頭蓋の基部は成人と同様に舌根の下方に位置する．嚥下時に舌根が後方に移動すると，食塊を咽頭から食道に運ぶ駆出力が生成されると同時に，喉頭蓋を翻転させて喉頭閉鎖ができるようになる．液体を嚥下しても誤嚥しにくくなり，自分でストローマグやコップを持ってお茶や水を飲むことができるようになる．

この頃，第4頸椎あたりを中心に前弯が生じており，下咽頭腔後方の頸椎は前方に少しせり出し，食道入口部の前後径はむしろ狭くなる．固形物を嚥下するためには，咀嚼が十分にできることが条件になる．咀嚼は生後9か月頃から運動パターンを獲得し始めるが，乳歯の萌出は3歳を過ぎても続き，咬合力を含めて完成するのは4歳前後である．典型発達例であっても，4歳までは食事中に窒息するリスクが残っていると考えたほうがよい[4]．

粗大運動の発達に遅れがあり，首や腰の据わりや立位の獲得が遅れると，離乳食は進まず，嚥下の発達も遅れることになる．乳児期の摂食嚥下動態は劇的に変化するが，月齢だけを参照して離乳食の段階を進めると，吐乳や食事での窒息のリスクを高めることがある点に留意する必要がある．未熟児あるいは低出生体重児として出生した乳児では全般的な発達が修正月齢からも遅れることが多く，特に注意が必要[5]である．

脳性麻痺児の背屈

一概に脳性麻痺といっても様々なタイプがあり，それぞれに摂食嚥下障害を抱えている．その中にあって，痙性が強く，頭部を後方にのけ反らせるような体位を取っている脳性麻痺児では食事中の窒息のリスクが高く，注意を要する．

図2はウイルス性脳炎後に摂食嚥下障害になった女児である．痙性が強く，頭部をいつも背屈させていたが，この時頸椎には強い前弯が出現していた．第4頸椎から第6頸椎が後方から前方に喉頭を押し込むことで，披裂隆起が前倒しになり喉頭前庭レベルで気道が狭くなっていた．下咽頭腔も押しつぶされて狭くなっていたが，安静時の喉頭はすでに前方に押し出された位置にあり，オトガイ舌骨筋などの収縮で舌骨が前方に移動しても喉頭の前方への移動幅は小さく嚥下時の食道入口部の開きは狭いままであった．

後頭部の高い位置にバスタオルを畳んで入れ，前額部を前方に押すような体位をとると，頸椎による喉頭の押し出しは軽減され，喉頭前庭における気道が広がった．同時に下咽頭腔も広がり，オトガイ舌骨筋などの作用で食道入口部が開く条件を整えることができた．実際，本例はこの体位を作ることでペースト食が食べられるようになった．

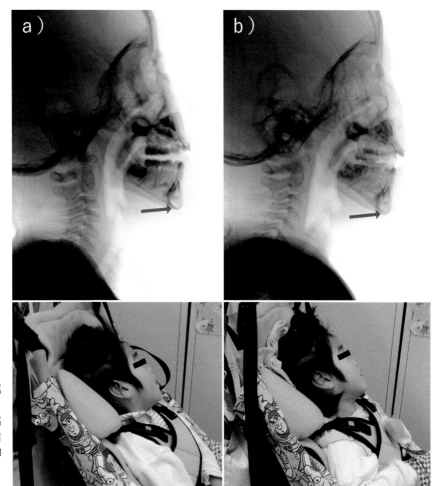

図 2.
後頸部の痙性が強く頭部を背屈
させる女児(5歳)
a)通常の安静位と b) 後頭部の高
い位置にバスタオルをおいて前
額部を前に出す体位の比較. 矢印
はオトガイ舌骨筋の走行を示す

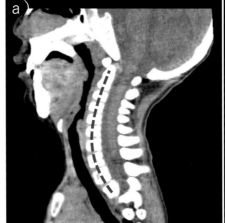
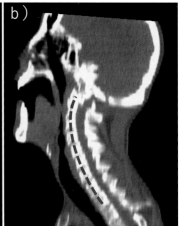

図 3.
後頸部の痙性が強い脳性麻痺児・者の
CT 矢状断
　　a :6歳. 男児. 頸椎全体を反り頸部
　　　を後屈させているが, 舌尖は切歯
　　　に接触させている
　　b :21歳. 男性. 上位頸椎を中心に
　　　反り返りが起きており, 舌尖は切
　　　歯に届かない

　痙性が強く, 頭部を背屈しているという点は同
じであっても, 頸椎の弯曲の中心が中央あたりな
のか, 上位頸椎なのかによって摂食嚥下への影響
は大きく変わる(図3). 上位頸椎の弯曲による頸
部の背屈は除脳硬直でもみられる肢位だが[6), 脳

性麻痺においても同様に上位頸椎で頸部を背屈さ
せている例は一定数みられる. 上位頸椎が背屈す
ることで頭蓋骨全体が後方に回転し, 口蓋面は上
方に逃げるように移動する. 下顎と舌骨は胸骨舌
骨筋などで胸骨に向かって引っ張られており, 結

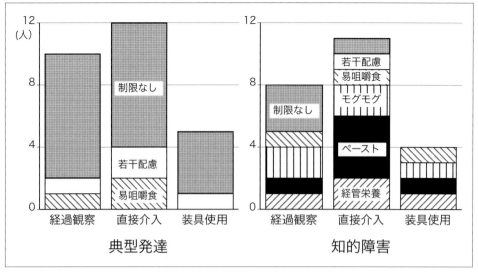

図 4. 摂食嚥下障害に対するアプローチ法と最終的に摂食できた食形態の比較
新版 K 式発達検査などにより典型発達と知的障害に分類している．アプローチ法として，
適切な食形態の設定と曖気と放屁の指導にとどまった例を「経過観察」，摂食介助法の指導
や構音のトレーニングを実施した例を「直接介入」，舌接触補助床（PAP）などの装具を利用
した例を「装具使用」に分類している．また，食形態の分類は月齢 5〜6 か月相当の離乳食
を「ペースト」，月齢 7〜8 か月相当の離乳食を「モグモグ」，月齢 9〜11 か月相当の離乳食
を「易咀嚼食」としている．「若干配慮」の多くは液体嚥下の際にストローを使うことを指
導した例である
（文献 11 より許可を得て引用）

果として閉口できなくなる．舌骨が胸骨方向に
引っ張られることで，舌背は上方に持ち上がらな
くなり，頭蓋骨の後方回転で上方に逃げた口蓋に
舌尖は届かなくなる．嚥下中に舌尖を切歯裏面に
押し当てることで舌は安定した摂食嚥下運動を行
うことができるが[7)8)]，上位頸椎の彎曲で頭部を背
屈させるとそれができなくなり，誤嚥や窒息のリ
スクが上がることになる．

知的障害児の咀嚼障害

意識でコントロールできない嚥下とは違い，咀
嚼は意識下でどのように咀嚼するのか，どこまで
咀嚼するのかを判断しながら行っている．咀嚼を
制御するための高次脳機能が想定され，研究とし
ては進みつつある[9)10)]が，人においてその全容が
つかめたとは言い難い．
だとしても小児において認知機能が咀嚼に影響
することは想像に難くない．自験例で典型発達例
と知的障害例における摂食嚥下状態を比較してみ
た[11)]（図4）．まず，摂食嚥下障害に対するアプロー
チについては両者に差はなかった．これは高口蓋

や鼻咽腔閉鎖不全症など，摂食嚥下障害の原因と
なっている病態に両者の間に差がないことを意味
する．
しかし，最終的に食べることができた食形態に
ついて比較すると両者は大きく異なっていた．内
容をみると咀嚼を必要とする食形態を知的障害児
は食事内容として許容できていないと考えられ
た．実際，知的障害のある子を嚥下造影検査でみ
てみると，モグモグはしていても食塊を歯の上に
乗せておらず，舌背の上に乗せた食塊を口蓋に押
し当てることで多少押しつぶし，鳥の唐揚げなど
はほぼ丸呑みに近い状態で飲み込んでいることが
多い．知的障害児が学校給食などで窒息したこと
が時折ニュースになるが，咀嚼をしているかどう
かをきちんと評価することの必要性を改めて認識
する必要がある．

重度心身障害児の摂食評価

重度心身障害児・者が口から食べることの意義
は何であろうか．その子，その人に胃瘻が増設さ
れ，日常の栄養補給のすべてを経管栄養に頼って

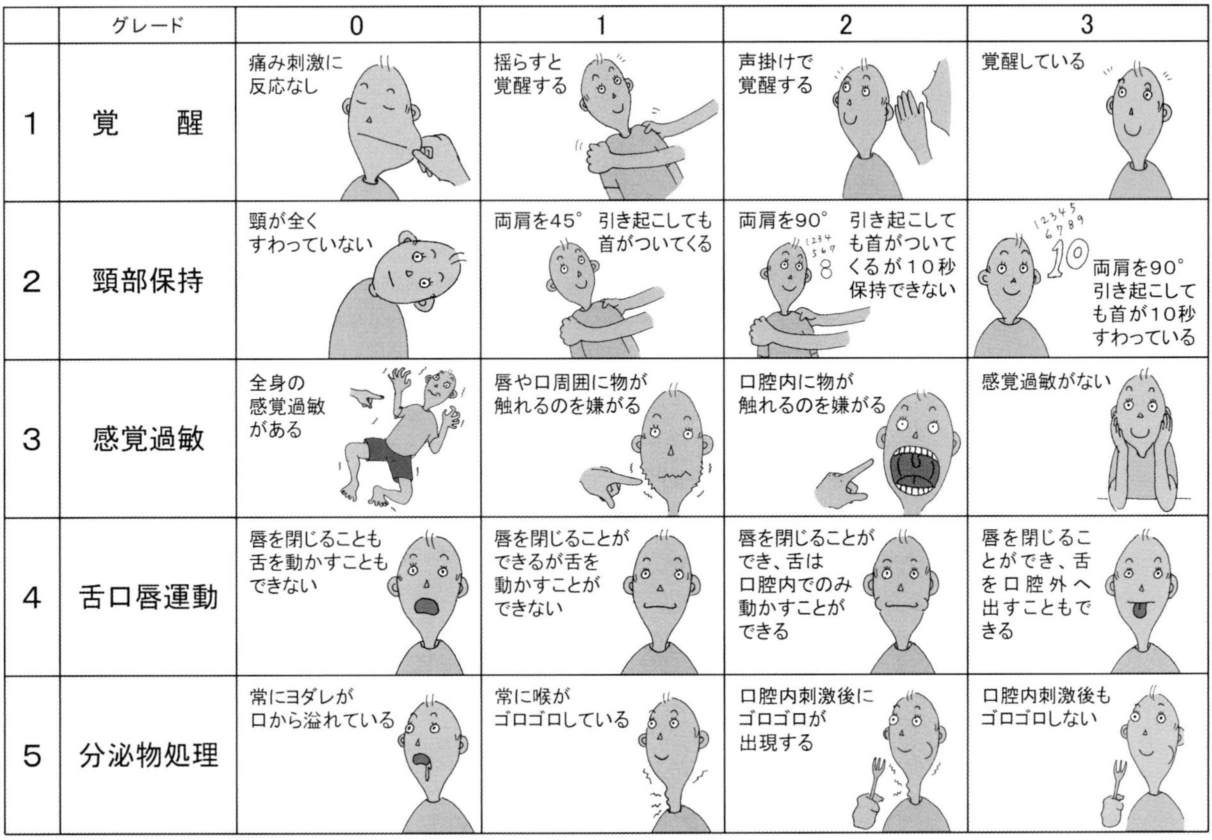

グレード	0	1	2	3
1 覚　　醒	痛み刺激に反応なし	揺らすと覚醒する	声掛けで覚醒する	覚醒している
2 頸部保持	頸が全くすわっていない	両肩を45°引き起こしても首がついてくる	両肩を90°引き起こしても首がついてくるが10秒保持できない	両肩を90°引き起こしても首が10秒すわっている
3 感覚過敏	全身の感覚過敏がある	唇や口周囲に物が触れるのを嫌がる	口腔内に物が触れるのを嫌がる	感覚過敏がない
4 舌口唇運動	唇を閉じることも舌を動かすこともできない	唇を閉じることができるが舌を動かすことができない	唇を閉じることができ、舌は口腔内でのみ動かすことができる	唇を閉じることができ、舌を口腔外へ出すこともできる
5 分泌物処理	常にヨダレが口から溢れている	常に喉がゴロゴロしている	口腔内刺激後にゴロゴロが出現する	口腔内刺激後もゴロゴロしない

図 5. ABFS-C（日本語版）

（橋本圭司氏の許可を得て，https://www.keiman.co.jp/pdf/abfsc.pdf（令和 4 年 8 月 3 日確認）より転載）

いたりするとその迷いは余計に募る．

　実際に重度心身障害児・者の食事場面に接すると，実に様々な表情に出会うことになる．好き嫌いと食べることができる・できないを区別することは少々難しいが，それでも「今，これが食べたい」という意志を明確に表現することも多い．本人の立場に立てば，食事という場面は数少ない自分の意志を表現する場であり，家族にとっても貴重なコミュニケーションの時間となる[12]．

　だからといって，摂食嚥下機能上食べることができない食事をとれば誤嚥や窒息を引き起こすことになる．重度心身障害児・者に嚥下検査を実施することは重要である．ただし，日常的に唾液誤嚥をしている例がほとんどなので，そのことだけを評価して，誤嚥をしていたら禁食にするということは適切ではない．誤嚥をしたときにちゃんと咳嗽で誤嚥物を吐き出せているのか，窒息するリスクは高くないのか，を中心に評価することになる．

　重度心身障害児・者の主たる介護者は親を中心にした家族であることがほとんどである．食べ方や食べさせ方は，それぞれの事情に合わせた自己流になっており，医学的に正しい食べ方・食べさせ方はかえって食事を難しくすることがある．訪問看護師や支援学校の教諭が型通りの摂食介助をしようとすると拒否され，現状を評価するために嚥下機能検査を勧めても家族の判断で見送られることも多い．

　結局，摂食嚥下機能が悪化して誤嚥や窒息を起こし，気管支炎や肺炎で入院したときに初めて嚥下機能検査を受けるという例も多い．そうなる前に摂食嚥下機能が悪化していることに気付くためには日常的に摂食嚥下機能を評価し，その変化を記録することが重要となる．評価方法の一つにABFS-C（Ability for Basic Feeding and Swallowing Scale for Children）が提案されている（図5）．この評価方法は観察だけで誰でも採点することができるという点で優れており，訪問看護師や

学校教諭が家族と一緒に評価し，記録を取っておくことを推奨する．この評価方法を作成したKamideら[13]によれば，評価時点でのもっともよい状態をグレードとしてスコア化すると，その総合得点と「分泌物処理」のスコアが摂食嚥下機能に相関していたとしている．

摂食嚥下機能の低下により，誤嚥や窒息を繰り返し，気管支炎や肺炎での入院が繰り返されるようになると，喉頭気管分離術などの誤嚥防止手術の適応を検討することになる．しかし，その提案を家族がすんなり受け入れることはまずない．摂食嚥下には不利になるとわかっていながらも，ひとまずの安全を確保するために気管切開術を実施する場合もある．

一方で，誤嚥防止手術によって誤嚥をしなくなったということは食事の再開や食事内容のレベルアップに踏み出すためのきっかけになる．術後の摂食嚥下のためのリハビリテーションは重要である．ただし，生まれてこのかた食べたことがない，飲んだことがない，という症例も珍しくない．特に，人工呼吸器に依存していた例では，延髄機能に問題があるのか，喉頭周囲の筋の動きに問題があるのか，嚥下反射そのものが起きないということを経験する．

文 献

1) 厚生労働省：家庭における主な不慮の事故による死因別にみた年齢別死亡数及び百分率．人口動態調査：https://www.e-stat.go.jp/（令和4年8月3日確認）
2) Delaney AL, Arvedson JC：Development of swallowing and feeding：prenatal through first year of life. Dev Disabil Res Rev, **14**：105-117, 2008.
3) Arvedson JC, Lefton-Greif MA：Anatomy, embryology, physiology, and normal development.(ed. Arvedson JC, et al)：11-73, Pediatric Swallowing and Feeding(3rd edition). Plural Publishuing, 2020.
4) 小児科と小児歯科の保健検討委員会：歯からみた幼児食の進め方．保育と保健, **13**：27-29, 2007.
5) Lawlor CM, Choi S：Diagnosis and Management of Pediatric Dysphagia：A Review. JAMA Otolaryngol Head Neck Surg, **146**：183-191, 2020.
   Summary 小児嚥下障害に関する総説．嚥下障害の原因は多岐にわたるが，嚥下障害を訴える小児の1割が未熟児，1/4が低出生体重児であったことが記載されている．
6) 山鳥　重：ジャクソンの運動症候論．神経研究の進歩, **66**：1259-1267, 2014.
7) Yoshikawa M, Yoshida M, Nagasaki T, et al：Effects of tooth loss and denture wear on tongue-tip motion in elderly dentulous and edentulous people. J Oral Rehabil, **35**：882-888, 2008.
   Summary 歯がない高齢者が義歯を装着しないと舌運動が不安定になることをVF(嚥下造影検査)で検証した論文．舌尖のアンカー機能について言及している．
8) Yoshida M, Masuda S, Amano J, et al：Immediate effect of denture wearing on swallowing in rehabilitation hospital inpatients. J Am Geriatr Soc, **61**：655-657, 2013.
9) 吉野賢一：摂食行動に関わる高次脳機能．顎機能誌, **19**：13-110, 2013.
10) 井上　誠：咀嚼の生理学．MB Med Reha, **212**：1-8, 2017.
11) 益田　慎：乳幼児の摂食嚥下障害への対応．口咽科, **31**(2)：171-173, 2018.
12) 高見葉津：重い障害のある子ども達の食べることへの支援とより豊かに生きることを考える．コミュニケーション障害学, **31**：22-28, 2014.
13) Kamide A, Hashimoto K, Miyamura K, et al：Assessment of feeding and swallowing in children：validity and reliability of the Ability for Basic Feeding and Swallowing Scale for Children(ABFS-C). Brain Dev, **37**：508-514, 2015.
   Summary 障害のある小児の摂食嚥下機能の評価スケールとしてABFS-Cを開発．その妥当性を検証するために藤島グレードとWeeFIMのスコアと比較し検討している．

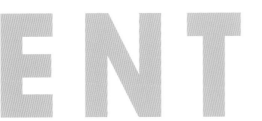
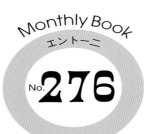
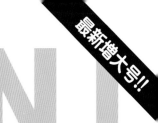

Monthly Book
ENTONI
エントーニ
No.276

最新増大号!!

MB ENTONI No.276　2022年10月　増大号
192頁　定価 5,280 円（本体 4,800 円＋税）

耳鼻咽喉科頭頸部外科
見逃してはいけないこの疾患

編集企画　　金沢大学教授　吉崎智一

見逃してはならないポイント、見逃さないための必要な知識・適切な判断など、経験豊富な執筆陣により症例を提示しながら解説。実際の外来で患者を目の前にした耳鼻咽喉科医が的確な診療を行うための必携の特集号。

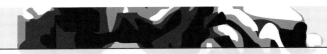

☆ CONTENTS ☆

←詳しくはこちらを check！

全日本病院出版会　　〒113-0033 東京都文京区本郷 3-16-4　Tel：03-5689-5989
www.zenniti.com　　　　　　　　　　　　　　　　　　Fax：03-5689-8030

MB ENT, 280：32-40, 2023

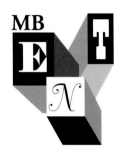

◆特集・嚥下障害を診る

口腔機能と訓練

吉川峰加*

Abstract 2018年に「口腔機能低下症」の検査と管理が保険導入された．口腔機能の低下は社会性や生活意欲の低下から始まる．う蝕や歯周病の罹患から歯を失い，やがて咀嚼・嚥下機能低下から食事量減少・栄養状態不良によって全身の筋肉量や運動機能が低下し，最終的に要介護状態へ陥るとされる．特に，先行期・準備期・口腔期において，口腔機能は大きな影響を及ぼす．本稿では口腔機能低下症における検査項目に基づき，その評価の詳細とリハビリテーションについて記す．

Key words 咀嚼(mastication)，咬合(occlusion)，舌圧(tongue pressure)，舌接触補助床(palatal augmentation prothesis：PAP)，口腔機能低下症(oral hypofunction)

はじめに

摂食嚥下リハビリテーションに携わる様々な医療職種が「この嚥下障害，口に問題があるのではないか」と考えるのは，どのような場面であろうか？　時間的・精神的余裕があれば，患者の口の中を覗いてみて，歯があるのか義歯を入れているのか，口が不潔かなどをチェックすることもあるだろう．しかしながら，口の中は暗くて見えづらく，患者もそんなに大きく口を開けてくれない．したがって，なかなか口の状態や口腔機能を確認・評価することは難しい．

口腔機能は多岐にわたり(図1)，その主観的・客観的評価に関して，歯科の分野では様々な研究が過去から連綿となされている．

摂食嚥下の「摂食」部分では，特に咬合，咀嚼，唾液，顎関節といった観点も必要となる．それらの研究の歴史は大変長く奥深く，本稿だけでは到底収まりきらない．

歯科では「口腔機能低下症」という保険病名が存在する．7つの検査項目から口腔機能の低下を推し量るもので，口腔機能低下症が悪化すると咀嚼障害や嚥下障害へ陥るという流れである[1](図2)．口腔機能低下症はフレイルから要介護への流れの中で，対象は自立して生活する高齢者がイメージされる．嚥下障害患者となると，有病者や要介護高齢者の割合が高くなるため，口腔機能はより一層低下しているのは明白である．誤嚥は嚥下の咽頭期で起こるが，その原因の多くは先行期，準備期および口腔期にあるとも報告されている[2]．

口腔機能低下症とリハビリテーション(図2)

歯科の分野では，2018年に口腔機能低下症の検査と管理が保険導入された．口腔機能低下症は東京大学の飯島勝矢教授の提唱する「オーラルフレイル」とも関連し[3]，口腔機能には大きな広がりもあることから，現在もその有病率や各評価におけるカットオフ値，歯科医療としての対応策なども継続して検討中である．今回は，7つの検査項目のうち，「嚥下障害の評価」を除外した口腔機能に関する6項目と，リハビリテーション対応のあ

* Yoshikawa Mineka，〒734-8553 広島県広島市南区霞1-2-3　広島大学大学院医系科学研究科先端歯科補綴学，准教授

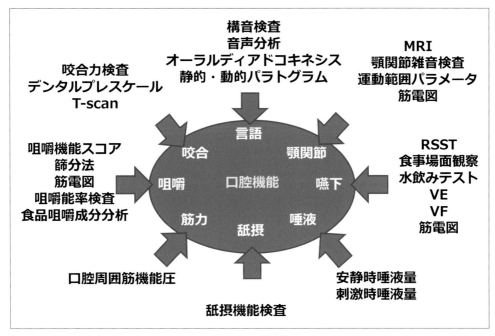

図 1. 口腔機能
口腔機能は図に示すように様々であり，この多様な機能たちを評価するために，
様々な取り組みが行われている

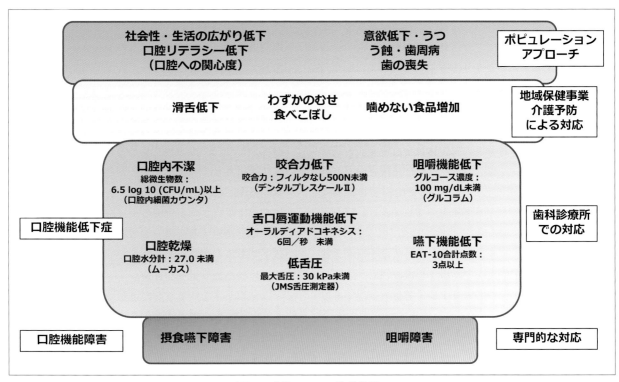

図 2. 老化による口腔機能低下
（文献 1 より）

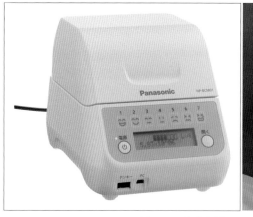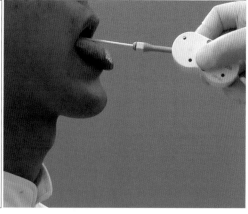

図 3. 口腔内細菌カウンタ NP-BCM01-A
（一般医療機器：特定保守管理医療機器．医療機器届出番号：13B1X10381001003）
（左写真：パナソニック（株）HP より）

る内容について述べる．

1．口腔不潔（口腔衛生状態不良）

1）検査方法と基準

口腔内細菌数の増加に伴い，唾液中の細菌数も増加することから，誤嚥性肺炎のリスクは極めて高くなる．全身疾患への罹患により，自己での口腔清掃が難しくなることも多く，口腔機能低下へも拍車がかかる．たとえば，舌苔は全身疾患や薬剤の影響に加えて，舌運動機能が低下した者で，その沈着が顕著となり舌苔の厚みが増すことが経験則的にいわれる．

＜検査方法＞

口腔内細菌カウンタ（パナソニック（株））（図3）を使用して，舌背上の微生物数を計測する方法がある．舌苔中央部1cmの距離を滅菌綿棒で3往復擦過し，採取した検体の総微生物数を計測する．総微生物数が6.5log10（CFU/mL）以上（レベル4以上）が口腔不潔とされている．

代替法として視診による舌苔付着度を計測する方法もある（Tongue Coating Index：TCI）[4]．9分割した舌の表面の各エリアの舌苔付着程度を3段階に分け，合計スコアの百分率をTCI（％）とする．50％以上を口腔不潔とする．

2）リハビリテーション

舌苔の清掃としては歯ブラシや舌ブラシによる定期的な舌表面の清掃が主となる．自浄性の低下した患者では，他者でも効率的に清掃しやすいように，また自浄性が高まるように歯科医師が意識

して歯科治療へ取り組む必要がある（可能であれば残根を抜歯する，清掃困難な補綴物の装着を避けるなど）．

2．口腔乾燥

1）検査方法と基準

口腔水分計（ムーカス，ライフ）（図4）を使用することで，口腔内の乾燥状態を客観的に測定する．舌尖から約1cmの舌背中央部における粘膜湿潤度を測定しており，専用のセンサーカバーを装着した状態で，センサーが舌面へ均一に接触したのちに圧接し，約2秒保持することで測定値が示される．口腔内が汚れている場合はスポンジブラシなどで清掃したのち，約5分安静にしてから測定を行う．27.0未満であると口腔乾燥となる．

代替法としてサクソンテストという検査法がある．乾燥したガーゼを2分間一定の速度で咬み，ガーゼに吸収される唾液の重量を測定して唾液の分泌量を測定する．ガーゼの重量増加が2g/2分以下であると口腔乾燥となる．

2）リハビリテーション

口を動かさないとさらに運動による刺激が入らず，口腔乾燥が増悪するようになる．意識的に開閉口したり，舌を動かすことで少しでも唾液量が増加するよう促す．口腔清掃に加えて口腔保湿剤の使用も有効である．唾液腺マッサージを行い，唾液量の維持・改善へ向けてアプローチする場合もある．

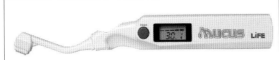

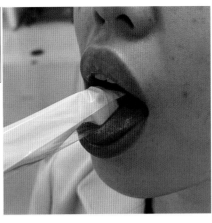

図 4.
口腔水分計ムーカス
（左写真：ライフ HP より）

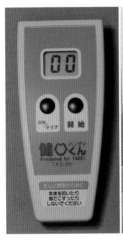

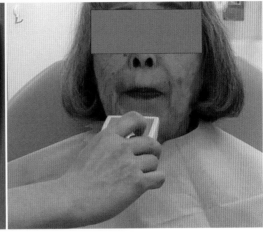

図 5.
健口くん（竹井機器工業）

3．咬合力低下

1）検査方法と基準

咬合力は全身の筋力低下から影響を受けるのに加え，咀嚼能力，残存歯数や咬合支持と強い関連を示す．

感圧シート（デンタルプレスケール II，ジーシー）を 3 秒間しっかりと咬みこんだ際の力を計測し，そのシートを分析装置（オクルーザー，ジーシー）にかけることで結果を得る．咬合力が 500 N 未満になると咬合力低下とされる．上下の個別の歯で咬みこんだものを測定する方法もあるが，義歯装着者の場合は義歯が動いたり外れそうになったり，粘膜面への疼痛が出現することもあり，使用時に注意を要する．

代替法として，残存歯数が残根（歯冠が破折や崩壊し，歯根のみになっている状態）と動揺度 3（著しく揺れている状態）を除いて 20 本未満である場合を咬合力低下としている．

2）リハビリテーション

歯周病治療や，かぶせ物や義歯による補綴歯科治療により，基本的には歯の本数と咬合支持域を増やすことで咬合力の回復が大いに期待される．

4．舌口唇運動機能低下

1）検査方法と基準

老化や全身疾患などにより脳神経や口腔周囲筋の機能低下が起こることで，舌口唇の運動機能，特に巧緻性が低下する．舌口唇運動の速度と巧緻性を計測するオーラルディアドコキネシスにおいては，5 秒間あたりの/pa//ta//ka/の連続発音数を計測器（健口くん，竹井機器工業）（図 5）で自動計測させ，1 秒あたりのそれぞれの音節の発音回数を確認する．1 秒あたりの回数が 6.0 回未満であると機能低下とされる．オーラルディアドコキネシスは古くから研究にも用いられており，様々な計測法がある．機器による自動測定が困難な場合は，発音を聞きながらペンで紙に点を打つ方法

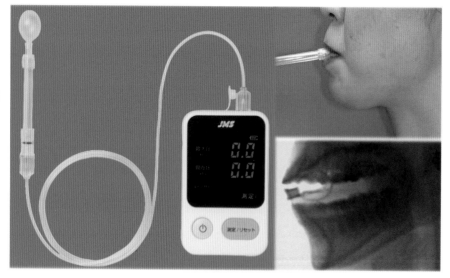

図 6.
舌圧測定器(JMS 舌圧測定器, JMS)
(医療機器承認番号：22200BZ X00758000．管理医療機器・クラスⅡ)

(ペン打ち法)，レコーダーで録音したものをカウントする方法や電卓でカウントする方法もある．ただし，発音回数が多いと測定精度に限界があるともいわれ，自動計測機による測定が推奨される．

2）リハビリテーション

舌の巧緻性のみならず，呼気流量が不足している場合もあることから，呼吸機能との兼ね合いとして巻き笛訓練をしてもらう場合もある．専門である言語聴覚士と相談しながら口唇閉鎖や舌の前方運動や奥舌の挙上運動の訓練などを実施してもらう．義歯などの口腔内の状態や，基礎疾患，精神状態，栄養状態などでもオーラルディアドコキネシスの結果は変化する．

5．低舌圧

1）検査方法と基準

舌圧測定器(JMS 舌圧測定器，JMS)（図6）を用いて最大舌圧を計測する．ディスポーザブルプローブの風船部分を舌と口蓋の間に挟み，プローブの付け根を上下前歯部で優しくはさみ，最大の力で7秒間随意的に押しつぶして発生させる．食事時に義歯を使用している場合は，義歯を装着した状態で測定することを勧めるが，義歯が外れそうになる場合もあり注意が必要である．最大舌圧には標準値があり[5]，地域在住高齢者を対象とした最新の知見も報告されている[6]．口腔機能低下症の基準では，30 kPa 未満である場合を低舌圧とする．

2）リハビリテーション

舌圧の改善には，舌抵抗訓練による舌筋力の増強が有効である．十分な負荷を8週間など一定期間与えることにより，舌圧が改善するのみならず，誤嚥の減少や肺炎リスクの軽減が見込まれる[7][8]．舌圧測定器がない場合も，綿棒やシリコン製のスプーンなどの使用や，舌トレーニング用具「ペコぱんだ」[9]を用いて実施可能である(図7-a)．舌圧測定器の代替として，この「ペコぱんだ」(JMS)の硬め(H，黄色)を用いて，そのトレーニング部を押しつぶせない場合は低舌圧とも評価可能である．ペコぱんだは，負荷強度の異なるものがラインナップされていることから，症例の舌圧に応じて，適切な強度のものを選択可能である．1日に行うトレーニングの回数は患者の状態によって調整してよいが，少し疲労感が残るぐらいが効果的である．最近では「ペコじーな」という機器とアプリを併用した評価・リハツール(図7-b)も入手可能となっている．

6．咀嚼機能低下

1）検査方法と基準

グミゼリー咀嚼後のグルコース濃度を測定する方法がある(図8)．グミゼリー(グルコラム，ジーシー)2 gを20秒間飲み込まないように自由に咀嚼させたのち，10 mLの水で含嗽させ，グミと含嗽した水を一気に濾過用メッシュ内へ吐き出させ，メッシュを通過した溶液中のグルコース溶出

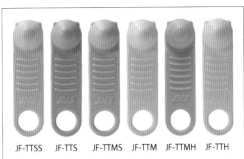

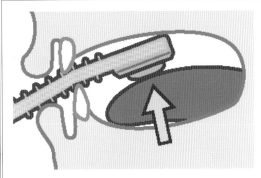

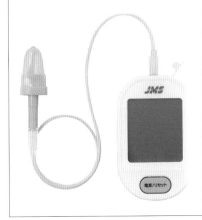

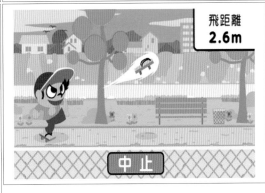

$\dfrac{a}{b}$

図7. 「ペコぱんだ」(a)と「ペコじーな」とアプリを併用した評価・リハツール(b)

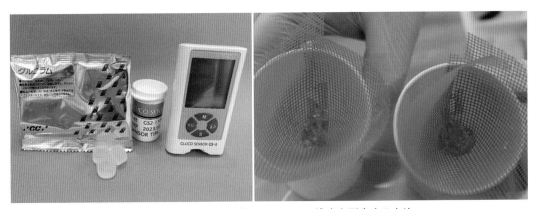

図8. グミゼリー咀嚼後のグルコース濃度を測定する方法

量を咀嚼能力検査システム(グルコセンサー GS-Ⅱ, ジーシー)にて測定する. グルコース濃度が100 mg/dL 未満を咀嚼機能低下と定義している. 代替法として, 異なるグミゼリー(約5.5 g)(咀嚼能率検査用グミゼリー, ユーハ味覚糖)を30回咀嚼させたのち, ガーゼへ吐き出させ, グミゼリーの粉砕された状態を10段階で視覚的に評価する方法もある.

上記は, 口腔機能低下症における咀嚼に関する評価方法であるが, その他には具体的な食品を提示した咀嚼能率判定表を用いて, 摂取可能かどうかを患者に答えさせ, 評価する方法なども存在する[10)11]. これは主観的判断に頼るものではあるが, 質問紙調査であることから汎用性が高く, 低栄養や身体機能との関連性も報告されており, 有用である.

咀嚼には残存歯や咬合支持の状態に加えて, 唾液量や口腔運動の巧緻性も関与している. 色が変

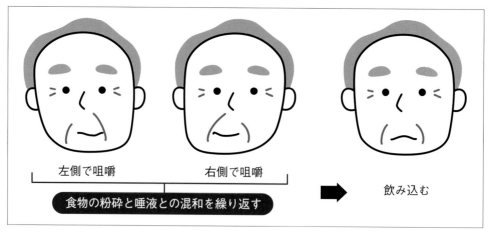

図 9. 咀嚼能力の判断

咬む力でも，食べ物を粉砕する能力を測定したりもする．図のように，口腔機能が低下し，舌もやせてくると，舌や頬を何度もかんで傷になる方もいる

化することで咀嚼能力を判定するガム（咀嚼チェックガム，ロッテ）や，口腔へ食品を取り込んだ際の口腔内移送を評価する方法として細い短冊の形態にしたサキイカやビーフジャーキーを用いた検査法[12]，嚥下機能も含めた評価方法として米菓を用いた検査法も存在する[13]．海外では世界的に流通するクラッカーを用いて口腔機能を評価する方法も提案されている[14]．

2）様々な咀嚼障害とリハビリテーション

咀嚼機能を維持することは，嚥下機能の維持の観点からも大変重要である．咀嚼機能が維持されることで，たんぱく質に加えてビタミンやミネラルなど栄養バランスのとれた食生活を送ることが可能である．咀嚼機能の維持には，残存歯数の維持や咬合支持の存在が必要であり，残念ながらそれが損なわれた場合には歯科補綴処置を行い，かぶせ物や義歯を装着することで天然歯までとはいわないが，咀嚼機能を回復することが大切である．

一方で，咀嚼機能の維持には歯だけでなく，口腔機能の維持も必要である．口腔機能は老化とともに低下し，さらに脳血管疾患や神経筋疾患などによって悪化する．

菊谷らは，歯を喪失することによる咀嚼障害を器質性咀嚼障害，口腔機能の低下によって起こる咀嚼障害を運動障害性咀嚼障害と称している[15]．

咀嚼能力の判断としては，外観からの口角の引きがあるかどうかがキーである（図9）．咀嚼の場合は，口角の引きがみられる．筆者の拙い経験では，認知面の進行などに伴い，いったん舌で食品を押しつぶすような下顎の動きをするようになってしまった患者に対し，ガムや赤ちゃんせんべいなどを用いた訓練で，もう一度咀嚼するような下顎運動や舌運動を取り戻してもらうのはなかなか難しい．一方，脳卒中などで一時的に義歯を外し，粥やペースト食を摂取していたが，全身状態が回復して，義歯を装着してみると再び咀嚼運動ができるようになる場合もある．

口腔機能の低下が著しく
リハビリテーションが即効できない場合

1．舌接触補助床（図10）

外科的切除や運動障害に起因して著しい舌運動障害を有する嚥下障害や構音障害を生じた患者に対して，「舌接触補助床（palatal augumentation prosthesis：PAP）」という口腔内装置を作製し，舌を口蓋へ接触しやすくするものがある．舌運動制限を有する患者10人を対象に，構音機能の改善を目的に，speech prosthesis を作製したのが初めての報告である[16]．PAP は，脳血管疾患や神経筋疾患の患者にも適用可能であり，ガイドラインも作成されている[17]．歯科ではこのPAP を作製・調整する場合に舌圧測定の算定も可能である．基本的には上顎へ装着し，総義歯などのすでに口蓋を覆うような形態の義歯を所有している患者では比

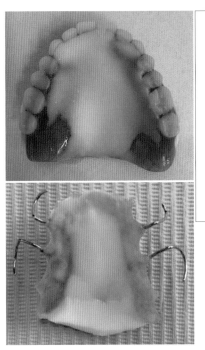
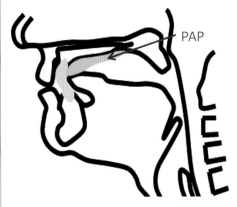

図 10.
舌接触補助床

較的容易に PAP の付与が可能であり，患者の受け入れもよい．

さいごに

嚥下障害患者の口腔機能を評価し，リハビリテーションの介入へ取り組む場合，正常嚥下の理解に加えて，VE（ビデオ嚥下内視鏡検査）・VF（ビデオ嚥下造影検査）などによる口腔から咽頭・食道への協調運動が評価でき，その流れの中で必要な口腔機能の評価と適切なリハビリテーションに取り組むことが望ましい．

文 献

1) 水口俊介，津賀一弘，池邉一典ほか：高齢期における口腔機能低下—学会見解論文 2016 年度版—. 老年歯学，**31**：81-99，2016.
2) Feinberg MJ：Radiographic techniques and interpretation of abnormal swallowing in adult and elderly patients. Dysphagia, **8**：356-358, 1993.
3) Tanaka T, Hirano H, Ohar Y, et al：Oral frailty index-8 in the risk assessment of new-onset oral frailty and functional disability among community-dwelling older adults. Arch Gerontol Geriatr, **94**：104340, 2021.
   Summary 歯科専門職が不在の状況においても簡単にオーラルフレイルの危険度が判定でき

る簡易スクリーニング質問票を開発した．
4) Shimizu T, Ueda T, Sakurai K：New method for evaluation of tongue-coating status. J Oral Rehabil, **34**：442-447, 2007.
5) Utanohara Y, Hayashi R, Yoshikawa M, et al：Standard values of maximum tongue pressure taken using newly developed disposable tongue pressure measurement device. Dysphagia, **23**：286-290, 2008.
   Summary 舌圧標準値に関する報告であり，舌圧は加齢とともに低下し，年代別では 50 歳台まで男女差を認めた．
6) Iwasaki M, Ohara Y, Motokawa K, et al：Population-based reference values for tongue pressure in Japanese older adults：A pooled analysis of over 5000 participants. J Prosthodont Res, online ahead of print, 2022.
7) Robbins J, Kays SA, Gangnon RE, et al：The effects of lingual exercise in stroke patients with dysphagia. Arch Phys Med Rehabil, **88**：150-158, 2007.
8) Rogus-Pulia N, Rusche N, Hind JA, et al：Effects of device-facilitated isometric progressive resistance oropharyngeal therapy on swallowing and health-related outcomes in older adults with dysphagia. J Am Geriatr Soc, **64**：417-424, 2016.
9) Yano J, Nagami S, Yokoyama T, et al：Effects of tongue-strength self-exercises in healthy

older adults：A non-randomized controlled trial. Dysphagia, **36**：925-935, 2021.

10）佐藤裕二，石田栄作，皆木省吾ほか：総義歯装着者の食品摂取状況. 補綴誌, **32**：774-779, 1988.

11）平井敏博，安斎　隆，金田冽ほか：摂取可能食品アンケートを用いた全部床義歯装着者用咀嚼機能判定表の試作, 補綴誌, **32**：1261-1267, 1988.

12）Nagashima K, Kikutani T, Takahashi N, et al：Development of the sakiika transport test：A practical screening meethod for patients with oral phase dysphagia. J Prosthodont Res, **66**（3）：409-415, 2022.

13）Tagashira I, Tohara H, Wakasugi Y, et al：A new evaluation of masticatory ability in patients with dysphagia：The Saku-Saku Test. Arch Gerontol Geriatr, **74**：106-111, 2018.

14）Lamvik-Gozdzikowaska K, Hernandez EG, Apperley O, et al：Quantitative assessment of oral phase efficiency：validation of the test of masticating and swallowing solids（TOMASS）. Int J Lang Coomun Disord, **54**：444-450, 2019.

15）菊谷　武：運動障害性咀嚼障害を伴う高齢者の食形態の決定. 日本補綴会誌, **8**：126-131, 2016.

16）Cantor R, Curtis TA, Shipp T, et al：Maxillary speech prostheses for mandibular surgical defects. J Prosthet Dent, **22**：253-260, 1969.

17）日本補綴歯科学会，日本補綴歯科医学会：摂食嚥下障害，構音障害に対する舌接触補助床（PAP）の診療ガイドライン 2020. https://www.hotetsu.com/files/files_536.pdf

MB ENT, 280：41-51, 2023

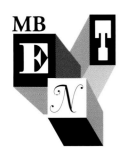

◆特集・嚥下障害を診る

頭頸部癌の化学放射線治療による嚥下障害を診る

石井　亮*

Abstract　頭頸部癌の化学放射線治療においては，摂食嚥下関連筋群や頸部周囲の線維化がその中心の病態ではあるが，他に口腔乾燥や味覚障害，さらに急性期には粘膜炎による痛みや嘔気，食思不振など多彩な自覚症状変化も関係するため，多職種による多方面からのアプローチを要する．適切な症状のコントロール，栄養療法やリハビリテーションにより治療の完遂率が上昇するだけでなく，治療後や晩期の合併症予防あるいは QOL の改善にもつながるとされている．本稿では化学放射線治療と摂食嚥下障害やその対策についての最新の知見をまとめ，晩期合併症としての肺炎発生についての調査結果についても報告する．また，治療のフェーズ毎のアプローチの実践例についても紹介する．

Key words　頭頸部癌(head and neck cancer)，化学放射線治療(chemoradiotherapy)，嚥下障害(swallowing dysfunction)，支持療法(supportive care)，栄養療法(nutrition therapy)

頭頸部癌と化学放射線治療による摂食嚥下障害

　頭頸部癌患者と摂食嚥下機能障害は切っても切り離せない関係にある．腫瘍そのものによるばかりでなく，手術，放射線，薬剤などの治療により摂食嚥下機能が損なわれることがあり，後遺症や晩期合併症，生活の質(quality of life：QOL)の低下につながることがある[1]．その原因や病態は様々であり，嚥下機能の評価や治療の内容や期間についてのコンセンサスは得られていない[2]．手術によって起こる摂食嚥下障害は切除範囲(粘膜欠損や嚥下に関連する筋群および神経の切離)，組織の浮腫，手術侵襲などによるものが多く急性期を過ぎてから悪化することは比較的少ない[3]．一方，化学放射線治療による摂食嚥下障害は，痛み，粘膜炎，嘔気，食思不振などにより急性期に起こるものだけでなく，摂食嚥下関連筋群や頸部周囲の線維化，口腔乾燥，味覚障害，廃用などによる慢性期・晩期にかけて起こり遷延するものも

ある[4]．なかでも口腔乾燥や食形態の調整を要する嚥下障害，嚥下性肺炎は発生頻度が高く，がんサバイバーシップにおける QOL に大きく影響する[5]．放射線治療を行った頭頸部癌患者における治療中および治療後の肺炎発生率は 33〜81％と報告にばらつきがある[6,7]．

　化学放射線治療による摂食嚥下機能障害には粘膜炎や口腔咽頭乾燥，開口障害，味覚障害などが含まれ相互に関係している[7,8]．患者の中には，食形態の調整や経鼻胃管および胃瘻からの経腸栄養剤による補助，栄養指導などを含めた栄養療法が必要となることも多い．Porto de Toledo らによるメタアナライシスによれば治療後の嚥下障害は6 か月をピークに発症するが，咽頭残留はその後も継続する[9]．嚥下造影検査で認められる典型的異常所見としては，喉頭挙上の不良，舌根部の後方運動の減弱，声門閉鎖不全，咽頭通過時間の増大などがあり，これらにより喉頭侵入や誤嚥が起こる[7]．嚥下透視は嚥下機能評価検査のゴールド

*　Ishii Ryo，〒 980-8574　宮城県仙台市青葉区星陵町 1-1　東北大学耳鼻咽喉・頭頸部外科，助教

スタンダードであるが，治療中の頭頸部癌患者にとっては検査時の誤嚥リスクがある一方，より安全とされる嚥下内視鏡検査ではホワイトアウトのその瞬間の評価が難しいという問題点がある[10)11)]．また，化学放射線治療に際してどの検査をどのタイミングで行うべきかについてははっきりとした指針がない[12)]．

そこで当科で行った頭頸部癌化学放射線治療に伴う経口摂取，自覚症状，摂食嚥下機能を経時的な嚥下機能評価とあわせて行った前向き観察研究の結果を供覧したい．

38人の中・下咽頭癌に対する根治的化学放射線治療予定の被験者に対し，治療前・中・後の嚥下機能および自覚症状と摂食状態の関係を調査した．評価は治療前，治療中，治療直後，治療1か月後，3か月後の5点で行った．嚥下機能評価としては嚥下内視鏡検査における咽頭残留をYale pharyngeal residue severity rating scale（YPR-SRS）[13)]で，嚥下造影検査における喉頭侵入・誤嚥をpenetration-aspiration scale（PAS）[14)]で評価した．自覚症状としては口腔乾燥，味覚障害についてはCommon Terminology Criteria for Adverse Events（CTCAE）version 4.0[15)]を，粘膜炎につい

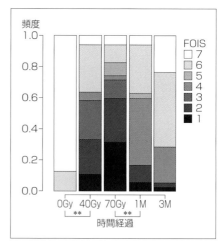

図1．摂食状況（FOIS）の推移
FOISは治療終了直後で最低点となり，その後回復するものの治療後3か月でほぼ常食を摂取できたのは25人（65.8％）であった（**$P<0.001$）

てはCTCAE version 3.0を，痛みについてはWorld Health Organization（WHO）疼痛ラダー[16)]を用いた．自覚的な嚥下困難感の指標として10-item Eating Assessment Tool（EAT-10）[17)]，また，摂食状態としてはFunctional Oral Intake Scale（FOIS）[18)]を用いた．各被験者は，嘔気や倦怠感，気分不快などがあれば嚥下機能評価を拒否することができ，スコアは複数の評価者で決定した．各アウトカムの経時的変化，FOISとの関連の有無

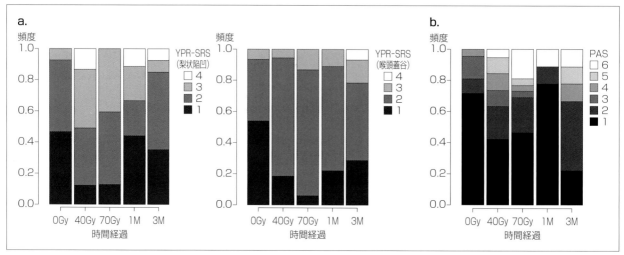

図2．嚥下機能評価所見の推移
a：嚥下内視鏡検査における咽頭残留（左：梨状陥凹，右：喉頭蓋谷）．Yale pharyngeal residue severity rating scale（YPR-SRS）
b：嚥下造影検査における喉頭侵入，誤嚥．penetration-aspiration scale（PAS）
嚥下内視鏡検査，嚥下造影検査の双方において，治療中の悪化と治療後の遷延傾向を認めるものの，有意な変化は認めなかった

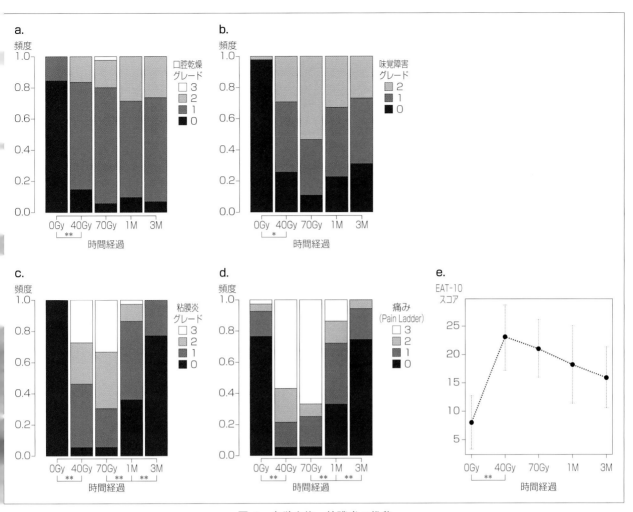

図 3. 自覚症状, 粘膜炎の推移
a : 口腔乾燥(CTCAE Grade)
b : 味覚障害(CTCAE Grade)
c : 粘膜炎(CTCAE Grade)
d : 痛み(Pain ladder)
e : 摂食の自己アセスメント(EAT-10)
口腔乾燥は治療中から有意に悪化し終了後も改善が乏しかったのに対し, 味覚障害は終了後には改善を認めた. 粘膜炎や痛みは治療3か月後には治療前とほぼ同程度に改善を認めた($*P<.05$, $**P<.01$)

に加え, 各嚥下機能検査の実施率も比較した.

摂食状況(FOIS)の推移(図1)をみると, 治療開始前には38人すべて(100%)の患者がほぼ常食を摂取できていた(FOIS 6以上)が, 治療終了直後でもっとも低い点数となり, その後ゆるやかな回復を認め, 治療後3か月ではほぼ常食を摂取できたのは25人(65.8%)であった($P<0.001$). 嚥下機能評価の推移(図2)をみると, 嚥下内視鏡検査による咽頭残留および嚥下造影検査による喉頭侵入・誤嚥の双方において, 治療中の悪化と治療後

の遷延傾向を認めるものの, 有意な変化は認めなかった. 自覚症状の推移(図3)をみると, 口腔乾燥は治療中から有意に悪化し終了後も改善が乏しかったのに対し, 味覚障害は終了後には改善を認めた. また, 粘膜炎や痛みについては治療中から終了直後をピークに悪化し, 治療3か月後には治療前とほぼ同程度に改善を認めた. それぞれの時点におけるFOISと各項目との相関(表1)をみると, 痛みや自覚的な嚥下困難感(EAT-10)が複数の時点で有意な相関を認めたが, 嚥下機能の項目

表 1. 摂食状況（FOIS）と他の評価項目との相関（Spearman's rank correlation rho）

	0〜40 Gy	40〜70 Gy	70 Gy〜1 M	1〜3 M
FOIS vs YPR-SRS（喉頭蓋谷）	−0.031（P=0.85）	0.19（P=0.27）	−0.048（P=0.79）	0.14（P=0.47）
FOIS vs YPR-SRS（梨状陥凹）	−0.18（P=0.29）	0.071（P=0.69）	−0.22（P=0.21）	−0.37（P=0.054）
FOIS vs PAS	0.13（P=0.53）	0.0055（P=0.81）	−0.13（P=0.54）	−0.20（P=0.40）
FOIS vs 粘膜炎グレード	−0.37（P=0.026）*	−0.16（P=0.38）	0.057（P=0.75）	0.036（P=0.84）
FOIS vs 口腔乾燥グレード	0.098（P=0.56）	0.077（P=0.66）	−0.068（P=0.70）	0.16（P=0.38）
FOIS vs 味覚障害グレード	−0.17（P=0.33）	0.17（P=0.35）	0.12（P=0.51）	−0.089（P=0.62）
FOIS vs 痛み（Pain Ladder）	−0.37（P=0.024）*	−0.44（P=0.009）**	−0.20（P=0.24）	−0.31（P=0.072）
FOIS vs EAT-10 スコア	−0.53（P=0.002）**	−0.19（P=0.45）	−0.40（P=0.098）	−0.56（P=0.003）**

*$P<.05$, **$P<.01$

FOIS：Functional Oral Intake Scale, YPR-SRS：Yale pharyngeal residue severity rating scale, PAS：penetration-aspiration scale, CTCAE：Common Terminology Criteria of Adverse Events, EAT-10：10-item Eating Assessment Tool

表 2. 2つの嚥下機能検査の比較

	0 Gy	40 Gy	70 Gy	1 M	3 M
各検査の施行人数（率）					
嚥下内視鏡検査	38（100）	38（100）	38（100）	37（97.4）	30（78.9）
嚥下造影検査	38（100）	27（71.1）	33（86.8）	30（78.9）	29（76.3）
PAS scale と YPR-SRS の各時点における相関					
YPR-SRS					
喉頭蓋谷	0.42（P=0.0094）**	0.093（P=0.65）	0.46（P=0.011）*	0.13（P=0.52）	0.46（P=0.020）*
梨状陥凹	0.37（P=0.023）*	0.30（P=0.14）	0.52（P=0.0032）**	0.19（P=0.36）	0.57（P=0.0031）**

*$P<.05$, **$P<.01$

PAS：penetration-aspiration scale, YPR-SRS：Yale pharyngeal residue severity rating scale

は有意な相関を認めなかった.

また，嚥下内視鏡検査は高い施行率を維持できていたのに比べ，嚥下造影検査は治療中から施行率が低下していた．化学放射線治療前後の喉頭侵入・誤嚥と咽頭残留との間には高い相関がみられ，少なくとも治療中やその前後の誤嚥を予防する意味では嚥下内視鏡検査で十分であることが示唆された（表2）[19].

本研究では他覚的な嚥下機能評価として PAS のみで評価しており，有意な変化を認めなかった．Nevens らは頭頸部癌化学放射線治療において医療者からみた他覚的な嚥下機能変化と自覚的な嚥下困難感の一致を報告しているが，ここでも治療後12か月後までの間に PAS の有意な変化は認められなかった[20].一方，Hedström らは PAS の変化をきたすような重度の嚥下障害を生じる患者群が存在し，これは自覚症状の変化で予測可能であると報告している[21].これらの報告を鑑みると，化学放射線治療により他覚的所見として重度の嚥下障害を生じる患者は決して多くはないが，治療前の嚥下評価と治療中の自覚症状の推移を注意深く観察し，対症療法や状況に合わせた栄養療法を行っていくことが重要であることが示唆される．支持療法やリハビリテーションもやはり重要であるが，次項に詳細を譲りたい．

頭頸部癌化学放射線治療と支持療法

支持療法とは，「がん治療（手術・放射線治療・薬物療法）で発生する副作用に対して予防もしくは症状軽減を目的として行う治療」のことである．頭頸部癌治療において支持療法という概念は急速に浸透しつつあり，支持療法なくしては予定した治療の成績が得られないと考えられている．頭頸部癌診療ガイドラインにおいても 2022 年度版よりこの支持療法およびリハビリテーションの項が設けられている[22].特に，根治的な化学放射線治療においては，放射線性皮膚炎に対する保湿処置，口内炎／粘膜炎に対する保護やオピオイドの使用，白金系抗がん薬に対する制吐薬の使用，口腔ケア，リハビリテーション，予防的胃瘻造設を含む栄養療法など，多職種が連携して取り込むことで相乗効果が期待できる内容が多く含まれてい

る．これらの支持療法は治療後の摂食嚥下障害に直結するため，化学放射線治療を受ける患者にとっては必須といってよいだろう．

放射線皮膚炎に対する保湿については，Zendaらの行った第Ⅱ相試験において，頭頸部癌（化学）放射線治療患者に対し洗浄と保湿処置のみを行ったところ重篤な皮膚炎が起こらなかったことが報告されている[23]．また，ステロイド外用薬の有用性についてJ-SUPPORT1602試験による検証が行われたが，重症化を防ぐ可能性は残るが予防効果は確認されなかった．したがって，洗浄による清潔と軟膏による保湿処置を基本とし，重篤化が予想される症例に対しステロイド外用薬を考慮することが勧められている[24]．

口内炎／粘膜炎に対して疼痛管理の有用性はかねてから示されており，当科での観察研究でもそれを支持する結果であったのは前述のとおりである．また，近年ではハイドロゲル創傷被覆・保護材を利用することで粘膜の保護や接触痛の緩和に有効であったとする報告が増加しており，選択肢の一つとなっている．

頭頸部扁平上皮癌に対する化学放射線治療でもっともエビデンスのある薬剤は高用量シスプラチン療法である．しかし，このレジメンは催吐リスクが最高レベルであることも知られており，現在ではステロイドを含む多剤の制吐薬に加えてオランザピンを併用することが推奨されている[25]．抗がん薬投与前後は嘔気や食思不振による栄養摂取が不十分になることが多く，単純な制吐作用だけでなく治療中の体重減少を抑制する目的でも重要である．

口腔ケアは頭頸部癌患者のみならず，特に嚥下性肺炎など高齢入院患者の合併症発生予防に重要であることは広く知られている．加えて放射線治療を受ける頭頸部癌患者においては，粘膜炎からの全身感染症移行や口腔内細菌の誤嚥による肺炎発症，放射線性顎骨壊死の発症のリスクが高く，口腔ケアは非常に重要である．NCCN ガイドラインにおいても，放射線治療開始2週間前までの抜歯適応歯の抜歯，治療中の口腔カンジダの評価，治療後の定期歯科マネージメントの重要性が記されている[26]．

リハビリテーションについては，その詳細な内容についてのコンセンサスまではないのが現状であるが，予防的な嚥下訓練を行うことで治療後の摂食嚥下機能，QOL，味覚障害の発生率が改善したという報告が複数ある[27][28]．また，放射線治療を受ける喉頭癌患者に対して音声言語訓練を行うことで音響分析と自己評価による音声機能，QOLが改善したとの報告もある[29]~[31]．がんのリハビリテーション診療ガイドライン第2版においても，放射線治療中・後の患者に対してリハビリテーション治療（摂食嚥下療法）を行うことは強く推奨されており，また運動療法についても弱い推奨と位置づけられている[31]．その内容について議論の余地はあるが，患者の受け入れや施設のリハビリテーション部門の余力があれば予防的なリハビリテーションが推奨される．

化学放射線治療における栄養療法については，治療前あるいは早期からの専属栄養士によるカウンセリングが重要であるとの報告がある[32]．しかし，頭頸部癌の化学放射線治療に特化した栄養プロトコールのようなものは，現時点では存在しない．予防的胃瘻造設については，栄養管理の面では治療完遂率を向上させるというメリットがある一方，不要な胃瘻を作ってしまう可能性や経腸栄養依存を起こす可能性などデメリットを主張する意見もある[33][34]．これについては当科からの報告を交え，次項で論じたい．

化学放射線治療と予防的胃瘻造設

化学放射線治療において，予防的胃瘻造設が短期的な栄養状態改善や治療完遂率向上につながるとされているが[33]，不要な胃瘻造設が経管栄養依存を引き起こすという報告もあり，その適応については依然議論の分かれるところである[34]．NCCN ガイドラインでは，治療前の体重減少，進行性の脱水や嚥下障害，多くの併存症，高度の誤

表 3. 化学放射線治療後の経腸栄養依存
に対する予測因子（単変量解析）

因子	P 値
年齢　67 歳以上	0.51
性別　男	0.94
原発　中咽頭	0.43
全経口摂取休止期間　≧30 日	0.0034**
最大経口摂取休止期間　≧14 日	0.0044**
体重減少　≧7.5 kg	0.053
Grade 3 粘膜炎の期間	0.94
オピオイド使用期間	0.54

$**P < 0.01$

表 4. 化学放射線治療後の経腸栄養依存に対する予測因子
（多変量解析）

因子	ハザード比	95%信頼機関	P 値
年齢　67 歳以上	1.10	0.46-2.61	0.83
全経口摂取休止期間　≧30 日	0.35	0.13-0.96	0.041*
体重減少　≧7.5 kg	0.58	0.24-1.44	0.0044

$*P < 0.05$

嚥を伴う患者，あるいは，軽度の誤嚥を伴う高齢者には胃瘻造設を積極的に考慮すべきとしている[26]．本邦の頭頸部癌診療ガイドラインでもまた，全例で胃瘻造設は必要でないため症例に応じて造設するか否かを判断する，と記されている[22]．治療後の経管栄養依存に寄与する因子として，O'Shea らは継続する喫煙や飲酒，または年齢を挙げている[35]．また，Yang は治療開始時の PS（performance status）や痛み止めとしてのガバペンチンの使用（本邦ではあまり使用されていない），治療開始前の嚥下障害などを挙げている[36]．これらの報告された因子の他に我々が実際の症例でしばしば経験することに，化学放射線治療中の経口摂取休止により治療後の経口摂取再開が遅れることが挙げられる．最悪の場合，治療後の経腸栄養依存に陥る場合があるが，経口摂取を休止することがどれほど経腸栄養の離脱に影響を与えるかについての報告は少ない．

当科にて中・下咽頭癌に対する根治的治療として高用量シスプラチン併用化学放射線療法を行った患者群 26 人に対し，治療中の経口摂取休止期間が治療後の経腸栄養依存に与える影響を解析した後ろ向き研究を紹介したい．この研究では栄養摂取方法，栄養状態，腫瘍やそれに対する治療内容などの情報を診療録より収集した．治療中の経口摂取休止期間，治療前後の体重減少，粘膜炎，痛みなどの項目と治療後の経腸栄養使用期間の関連を解析した．粘膜炎については CTCAE version 3.0 grading[15]を用い，週 1 回以上の喉頭内視鏡による評価にて採点した．痛みについては WHO 疼痛ラダーを用いた[16]．

治療終了 12 か月後の胃瘻からの経腸栄養依存率は 13.8% であった．治療中の経口摂取休止期間の合計日数と最大連続日数の間には強い相関を認めた（ρ 0.89，$P < 0.001$）．次に，経口摂取休止期間の合計日数は 30 日，最大連続日数は 14 日を閾値として，治療後の経腸栄養依存率に対し Cox 比例ハザードモデルを用いて解析した．単変量解析では上記 2 つの経口摂取休止期間がいずれも有意な予測因子として，体重減少がそれに続く予測因子であったが（表 3），多変量解析では経口摂取休止期間のみが有意な予測因子であった（表 4）[37]．

したがって，経腸栄養依存に対しては体重減少や粘膜炎の程度よりも，経口摂取休止期間が有意な予測因子であり，経腸栄養依存を予防するためには胃瘻を併用していても治療中の経口摂取をなるべく維持することが有用であると示唆された．また，亜鉛やセレンなどの微量元素が治療完遂に寄与する可能性も報告されており[38]，今後の新たな知見が待たれる．

がんサバイバーシップと晩期合併症

頭頸部癌に対する根治治療後の有害事象には嚥下障害（経腸栄養依存を含む）や肺炎（嚥下性肺炎を主とする），構音障害，気道狭窄，骨・軟骨壊死，うつ状態などがある．なかでも嚥下障害と肺炎は発生頻度が高く，がんサバイバーの QOL に大きく影響する[5]．放射線治療を行った頭頸部癌患者における治療中および治療後の肺炎発生率は 33〜81% と報告にばらつきがある[6][7]．

頭頸部癌患者の肺炎発生に関する疫学研究は，単施設で疾患や治療内容を絞った症例対照研究と，がん登録などの疫学データベースを用いた大規模な解析とに大別される[39][40]．本邦からの報告で化学放射線治療中の約 25% の頭頸部癌患者群で嚥下性肺炎を発症していたというものがあ

表 5. 画像検査で確認された肺炎の
リスク因子

	OR	95%CI	P 値
70 歳以上	2.80	1.30–6.04	0.0084
根治的 CRT	2.58	1.19–5.60	0.017
糖尿病	2.86	1.28–6.4	0.011
慢性肺疾患	5.25	1.84–14.9	0.019
Daily Drinker	2.32	0.99–5.41	0.052

CRT：chemoradiotherapy（化学放射線治療）

表 6. 嚥下性肺炎のリスク因子
（喉摘患者は除外）

	OR	95%CI	P 値
70 歳以上	3.97	1.52–10.3	0.0048
下咽頭癌	1.88	0.74–4.78	0.19
根治的 CRT	3.70	1.48–9.26	0.0052
脳血管障害	1.24	0.26–5.88	0.79

CRT：chemoradiotherapy（化学放射線
治療）

る[7]．一方で，治療を受けた患者全体の肺炎発生の頻度およびリスク因子については明らかではない．

宮城県の頭頸部癌治療は東北大学病院と宮城県立がんセンターの 2 施設でほぼ担われており，他の都道府県への紹介・移動が少なく，頭頸部癌診療の点では比較的完結した医療圏であるといえる．頭頸部癌根治治療後の全患者の肺炎発生割合を横断研究にて調査した．2015 年 1 月〜2019 年12 月に上記 2 施設で根治治療を受けたすべての頭頸部癌患者 649 例（緩和治療例，1 年以内の再発例は除外）の横断調査を行った．主要評価項目は画像検査で確認された肺炎とし，肺炎リスク因子について，Fisher の正確確率検定，ロジスティック回帰分析を用いた多変量解析により検討した．

年齢中央値は 67 歳，原発部位は口腔が 217 例（33.4%）と最多で，下咽頭が 170 例（26.2%）と次いでいた．治療内容については，手術 318 例（49.0%），化学放射線治療 157 例（24.2%），放射線治療 88 例（13.6%），手術＋化学放射線治療 60例（9.2%），手術＋放射線治療 26 例（4.0%）の内訳であった．画像検査で確認された肺炎は 39 例（6.0%），嚥下性肺炎は 26 例（4.0%）であり，入院を要する肺炎は 28 例（4.3%）であった．原発部位別の肺炎発生頻度は，高い順に，下咽頭 8.8%，中咽頭 6.8%，喉頭 4.7%，上咽頭 4.5%，口腔4.1%，治療内容別では，化学放射線治療 29.9%，手術＋放射線治療/化学放射線治療 10.0%，放射線治療 5.7%，手術 3.9%であった．肺炎の発生時期は，治療終了後 4 か月以内が約 25%を占める一方，40 か月以上の晩期にも認められた．肺炎の画像所見としては，両側性，下葉，浸潤影が多く，それぞれ 53%，24%，24%を占めていた．また，肺炎発症例は，治療終了後の栄養状態や摂食状態

が不良であった．

ロジスティック回帰モデルを用いた多変量解析の結果，肺炎発生のリスク因子として，高齢者（70歳以上），糖尿病の併存，根治的化学放射線治療，慢性肺疾患の併存（表 5），嚥下性肺炎発生のリスク因子として，高齢者，根治的化学放射線治療（表6）が抽出された．

治療前後の栄養指標の変化においては，体重変化とアルブミン値の変化が大きかった群で肺炎発生が多い傾向がみられたが，参考所見に留まった．

実践：化学放射線治療と嚥下障害の診療

本項では，頭頸部癌に対する化学放射線治療を受ける患者に対する実際のアプローチ方法の例を紹介する．

1．治療開始前

治療計画の時点で，年齢，併存症，現在の栄養状態，現在の嚥下機能，予定される照射野などから，栄養障害のリスクを予想する．NCCN ガイドラインでの推奨では，治療前の体重減少，進行性の脱水や嚥下障害，多くの併存症，高度の誤嚥を伴う患者，あるいは，軽度の誤嚥を伴う高齢者には胃瘻造設を積極的に考慮すべきとしている[26]．そもそも高齢者に対しては化学放射線治療が妥当であるかを十分に検討する必要がある．認知機能や併存症，治療への意欲，家族のサポートの状況を確認し，高齢者機能評価やそのスクリーニングなどによる予後や合併症リスクを考慮して治療方針を決める必要がある[41)42]．嚥下障害については嚥下内視鏡検査でスクリーニング可能である[19]．照射野については，原発巣が広範囲あるいはリンパ節転移があると，放射線照射の高線量範囲が広くなる．また，施設の状況が許すのであれば，治

療開始前より理学療法士，言語聴覚士による評価・リハビリテーションを開始しておくことも重要である[27]~[30]．

2．治療前期

放射線性粘膜炎は開始直後には出現しないものの，付随する種々の症状は治療2週目くらいから始まっていることが多い．化学療法による嘔気・食思不振や口腔乾燥，味覚障害が早期に出現することもある．これらの症状に細やかに対応し経口摂取維持による必要栄養量の不足を予防することが，この時期の栄養管理でもっとも重要である[19][31][32][37]．経口摂取のみでは必要栄養量に満たない場合，経口補助栄養の併用を検討する．

3．治療中期

治療中期に入り放射線性粘膜炎や皮膚炎が顕在化してくると，痛みや味覚障害，嚥下困難感などの自覚症状も増大する[19]．オピオイドを用いた適切な疼痛管理，グリセリンやキシロカインを混和させて含嗽薬の使用，皮膚の清潔や保湿といった支持療法を行いながら嚥下機能や栄養状態の悪化がないか注意深く観察する必要がある[23][24]．また，口腔・咽頭カンジダが生じると疼痛が悪化しやすいため抗真菌薬の使用も考慮し，この時期になると急激に悪化する口腔衛生に対して積極的な口腔ケアが必須である．口腔内の接触痛が強ければハイドロゲル創傷被覆・保護材の使用を検討してもよい．嚥下機能については必要なら嚥下内視鏡検査による評価を行い，経口摂取だけで栄養が不十分な傾向となれば早期に経腸栄養の併用を考慮する．誤嚥リスクが高くなければ，経腸栄養を併用しても経口摂取は維持したほうがよい[37]．

4．治療後期

治療終盤では粘膜炎・皮膚炎が悪化して広範な表皮剥離や偽膜形成を伴うことがある．このような状態では正常なバリア機構が破綻しているため，細菌感染による発熱に注意を要する．化学療法による血液毒性と重なると発熱性好中球減少症や菌血症を起こすことがあるため，治療の休止・中止をなるべく避けるために粘膜炎・皮膚炎の症状・所見の変化に留意する必要がある．嚥下機能がさらに悪化する患者に対しては，食形態の調整や経口摂取と経腸栄養の比率を見直す必要がある．

5．治療終了後

治療中に経口摂取が中止となった患者は，治療終了後の粘膜炎や痛みの症状の改善を確認しながら，経口摂取を少量でも再開しておくことが経腸栄養依存を防ぐために有用である[37]．治療終了後経口摂取が維持できている場合は，徐々に経腸栄養による補助の割合を減らしていく．治療終了から半年ないし1年経過すると，経腸栄養依存からの離脱が困難となることがある．また，治療後に栄養障害や体重減少が進行すると，晩期合併症として数年後に嚥下障害が顕在化することもあり[43]，治療後の摂食嚥下機能や栄養状態をフォローアップすることが患者の生活やQOLを維持するために重要であると思われる．

6．治療中・後のリハビリテーション

（化学）放射線治療中・後に生じる摂食嚥下障害の病態は，摂食嚥下関連筋群や頸部周囲の線維化によるところが大きく[44]，その拘縮予防のために行う摂食嚥下療法（舌・舌床・口唇・喉頭の関節可動域訓練，舌・下顎・口唇の筋力増強訓練，声門上嚥下，息こらえ嚥下，舌突出嚥下，メンデルゾーン手技）が報告されている[45]．治療経過に伴い，粘膜炎に伴う疼痛や唾液分泌障害に伴う口腔内乾燥などを呈した場合も，痛みの生じない運動を継続することが大切である[31]．

文　献

1) Park SS, Choi SH, Hong JA, et al：Validity and reliability of the Korean version of the Speech Handicap Index in patients with oral cavity cancer. Int J Oral Maxillofac Surg, **45**：433-439, 2016.
2) Kraaijenga SAC, van der Molen L, Van Den Brekel MWM, et al：Current assessment and treatment strategies of dysphagia in head and neck cancer patients：a systematic review of the 2012/13 literature. Curr Opin Support Palliat Care, **8**：152-163, 2014.

3) García-Peris P, Parón L, Velasco C, et al：Long-term prevalence of oropharyngeal dysphagia in head and neck cancer patients：impact on quality of life. Clin Nutr, **26**：710-717, 2007.

4) Nguyen NP, Frank C, Moltz CC, et al：Impact of dysphagia on quality of life after treatment of head-and-neck cancer. Int J Radiat Oncol Biol Phys, **61**：772-778, 2005.
  Summary　化学放射線治療を受けた頭頸部癌患者の半数以上に重度嚥下障害，大部分に栄養障害が発生していることをまとめた論文.

5) Machtay M, Moughan J, Trotti A, et al：Factors associated with severe late toxicity after concurrent chemoradiation for locally advanced head and neck cancer：an RTOG analysis. J Clin Oncol, **26**：3582-3589, 2008.
  Summary　頭頸部癌に対する化学放射線治療により重度の晩期合併症が生じることを国際多施設研究の結果をまとめ明らかにした論文.

6) Chu CN, Muo CH, Chen SW, et al：Incidence of pneumonia and risk factors among patients with head and neck cancer undergoing radiotherapy. BMC Cancer, **13**：370, 2013. doi：10.1186/1471-2407-13-370.

7) Shirasu H, Yokota T, Hamauchi S, et al：Risk factors for aspiration pneumonia during concurrent chemoradiotherapy or bio-radiotherapy for head and neck cancer. BMC Cancer, **20**：182, 2020. doi：10.1186/s12885-020-6682-1.

8) Newman LA, Vieira F, Schwiezer V, et al：Eating and weight changes following chemoradiation therapy of advanced head and neck cancer. Arch Otolaryngel Head Neck Surg, **124**：589-592, 1998.

9) Porto de Toledo I, Pantoja LLQ, Luchesi KF, et al：Deglutition disorders as a consequence of head and neck cancer therapies：a systematic review and meta-analysis. Support Care Cancer, **27**：3681-3700, 2019.

10) Wu CH, Hsiao TY, Chen JC, et al：Evaluation of swallowing safety with fiberoptic endoscope：comparison with videofluoroscopic technique. Laryngoscope, **107**：396-401, 1997.

11) Platteaux N, Dirix P, Dejaeger E, et al：Dysphagia in head and neck cancer patients treated with chemoradiotherapy. Dysphagia, **25**：139-152, 2010.

12) Kelly AM, Leslie P, Beale T, et al：Fibreoptic endoscopic evaluation of swallowing and videofluoroscopy：does examination type influence perception of pharyngeal residue severity? Clin Otolaryngol, **31**：425-432, 2006.

13) Neubauer PD, Rademaker AW, Leder SB：The Yale Pharyngeal Residue Severity Rating Scale：an anatomically defined and image-based tool. Dysphagia, **30**：521-528, 2015.

14) Rosenbek JC, Robbins JA, Roecker EB, et al：A penetration-aspiration scale. Dysphagia, **11**：93-98, 1996.

15) National Cancer Institute. Common Terminology Criteria for Adverse Events version 3.0 and version 4.0(CTCAE). National Cancer Institute Cancer Therapy Evaluation Program website. http://ctep.cancer.gov/protocolDevelopment/electronic_applications/ctc.htm

16) Jadad AR, Browman GP：The WHO analgesic ladder for cancer pain management. Stepping up the quality of its evaluation. JAMA, **274**：1870-1873, 1995.

17) Belafsky PC, Mouadeb DA, Rees CJ, et al：Validity and reliability of the Eating Assessment Tool(EAT-10). Ann Otol Rhinol Laryngol, **117**：919-924, 2008.

18) Crary MA, Mann GD, Groher ME：Initial psychometric assessment of a functional oral intake scale for dysphagia in stroke patients. Arch Phys Med Rehabil, **86**：1516-1520, 2005.

19) Ishii R, Kato K, Ohkoshi A, et al：Simultaneous evaluation of symptoms, swallowing functions, and patient-reported swallowing difficulties and their correlations with ingestion status during definitive chemoradiotherapy for oropharyngeal and hypopharyngeal cancer. Support Care Cancer, **29**：955-964, 2021.

20) Nevens D, Goeleven A, Duprez F, et al：Correlation of patient- and physician-scored dysphagia with videofluoroscopies in patients treated with radiotherapy for head and neck cancer. Dysphagia, **33**：684-690, 2018.
  Summary　放射線治療を受けた頭頸部癌患者自身の嚥下困難感と医療従事者が評価した嚥下障害の程度には相関があることを示した論文.

21) Hedström J, Tuomi L, Finizia C, et al：Correla-

tions between patient-reported dysphagia screening and penetration-aspiration scores in head and neck cancer patient post-oncological treatment. Dysphagia, **33**：206-215, 2018.

22）日本頭頸部癌学会（編）：頭頸部癌診療ガイドライン 2022 年度版．金原出版．2022.

23）Zenda S, Ishi S, Kawashima M, et al：A Dermatitis Control Program（DeCoP）for head and neck cancer patients receiving radiotherapy：a prospective phase Ⅱ study. Int J Clin Oncol, **18**：350-355, 2013.

24）Yokota T, Zenda S, Ota I, et al：Phase 3 Randomized Trial of Topical Steroid Versus Placebo for Prevention of Radiation Dermatitis in Patients With Head and Neck Cancer Receiving Chemoradiation. Int J Radiat Oncol Biol Phys, **3**：794-803, 2021.

25）Navari RM, Qin R, Ruddy KJ, et al：Olanzapine for the Prevention of Chemotherapy-Induced Nausea and Vomiting. N Engl J Med, **375**：134-142, 2016.

26）Pfister DG, Spencer S, Adelstein D, et al：Head and Neck Cancers, Version 2.2020, NCCN Clinical Practice Guidelines in Oncology. J Natl Compr Canc Netw, **18**：873-898, 2020.

27）Kotz T, Federman AD, Kao J, et al：Prophylactic swallowing exercises in patients with head and neck cancer undergoing chemoradiation：a randomized trial. Arch Otolaryngol Head Neck Surg, **13**：376-382, 2012.
　Summary 化学放射線治療を受けた頭頸部癌患者が予防的な嚥下訓練により治療後の摂食嚥下機能や QOL が改善されたことを報告した論文.

28）Carnaby-Mann G, Crary MA, Schmalfuss I, et al："Pharyngocise"：randomized controlled trial of preventative exercises to maintain muscle structure and swallowing function during head-and-neck chemoradiotherapy. Int J Radiat Oncol Biol Phys, **83**：210-219, 2012.

29）Karlsson T, Johansson M, Andréll P, et al：Effects of voice rehabilitation on health-related quality of life, communication and voice in laryngeal cancer patients treated with radiotherapy：a randomised controlled trial. Acta Oncol, **54**：1017-1024, 2015.

30）Tuomi L, Johansson M, Lindell E, et al：Voice Range Profile and Health-related Quality of Life Measurements Following Voice Rehabilitation After Radiotherapy；a Randomized Controlled Study. J Voice, **31**：115. e9-115. e16, 2017.

31）日本リハビリテーション医学会（編）：がんのリハビリテーション診療ガイドライン第 2 版．金原出版．2019.

32）Langius JA, Zandbergen MC, Eerenstein SE, et al：Effect of nutritional interventions on nutritional status, quality of life and mortality in patients with head and neck cancer receiving（chemo）radiotherapy：a systematic review. Clin Nutr, **32**：671-678, 2013.

33）Shaw SM, Martino R：The effect of prophylactic percutaneous endoscopic gastrostomy（PEG）tube placement on swallowing and swallow-related outcomes in patients undergoing radiotherapy for head and neck cancer：a systematic review. Dysphagia, **30**：152-175, 2015.

34）Orphanidou C：Prophylactic feeding tubes for patients with locally advanced head-and-neck cancer undergoing combined chemotherapy and radiotherapy-systematic review and recommendations for clinical practice. Curr Oncol, **18**：e191-e201, 2011.

35）O'Shea R, Byrine H, Tuckett J, et al：Impact of current smoking and alcohol consumption on gastrostomy duration in patients with head and neck cancer undergoing definitive chemoradiotherapy. JAMA Otolaryngol Head Neck Surg, **141**：463-469, 2015.

36）Yang W：Predictive factors for prophylactic percutaneous endoscopic gastrostomy（PEG）tube placement and use in head and neck patients following intensity-modulated radiation therapy（IMRT）treatment：concordance, discrepancies, and the role of gabapentin. Dysphagia, **31**：206-213, 2016.

37）Ishii R, Kato K, Ogawa T, et al：Poor oral intake causes enteral nutrition dependency after concomitant chemoradiotherapy for pharyngeal cancers. Eur Arch Otorhinolaryngol, **275**：1607-1611, 2018.

38）Ohkoshi A, Ishii R, Wakamori S, et al：Serum selenium predicts achievement of full-dose cisplatin in concurrent chemoradiotherapy for locally advanced head and neck squamous cell carcinoma : A prospective, observational study. Oral Oncol, **121** : 105475, 2021. doi : 10.1016/j.oraloncology.2021.105475. Epub 2021 Aug 4.

39）Beibei Xu, Isabel J Boero, Lindsay Hwang, et al : Aspiration pneumonia after concurrent chemoradiotherapy for head and neck cancer. Cancer, **121** : 1303-1311, 2015.

40）Eytan DF, Blackford AL, Eisele DW, et al : Prevalence of Comorbidities among Older Head and Neck Cancer Survivors in the United States. Otolaryngol Head Neck Surg, **160** : 85-92, 2019.

41）Ishii R, Ogawa T, Ohkoshi A, et al : Use of the Geriatric-8 screening tool to predict prognosis and complications in older adults with head and neck cancer : A prospective, observational study. J Geriatr Oncol, **12** : 1039-1043, 2021.

42）Ishii R, Ohkoshi A, Kiyota N, et al : Japan Clinical Oncology Group（JCOG）Head and Neck Cancer Study Group : Management of

elderly patients with head and neck cancer. Jpn J Clin Oncol, **52** : 313-321, 2022.

43）Ward MC, Adelstein DJ, Bhateja P, et al : Severe late dysphagia and cause of death after concurrent chemoradiation for larynx cancer in patients eligible for RTOG 91-11. Oral Oncol, **57** : 21-26, 2016.

44）Caudell JJ, Schaner PE, Desmond RA, et al : Dosimetric factors associated with long-term dysphagia after definitive radiotherapy for squamous cell carcinoma of the head and neck. Int J Radiat Oncol Biol Phys, **76** : 403-409, 2010.

45）Forastiere AA, Zhang Q, Weber RS, et al : Long-term results of RTOG 91-11 : a comparison of three nonsurgical treatment strategies to preserve the larynx in patients with locally advanced larynx cancer. J Clin Oncol, **31** : 845-852, 2013.

Summary 頭頸部癌の長期経過を調べ，化学放射線治療は放射線治療単独と比べ生存率，喉頭温存率は高かったが非癌死は多かったことを示した重要な論文.

超実践！

がん患者に必要な

口腔ケア

― 適切な口腔管理でQOLを上げる ―

好評

編集 **山﨑知子**（宮城県立がんセンター頭頸部内科 診療科長）

2020年4月発行 B5判 120頁
定価4,290円（本体3,900円＋税）

がん患者への口腔ケアについて、重要性から実際の手技、
さらに患者からの質問への解決方法を、
医師・歯科医師・歯科衛生士・薬剤師・管理栄養士の
多職種にわたる執筆陣が 豊富なカラー写真・イラスト、
わかりやすい Web 動画 とともに解説！
医科・歯科を熟知したダブルライセンスの編者が送る、
実臨床ですぐに役立つ 1 冊です！

目 次

全日本病院出版会 〒113-0033 東京都文京区本郷 3-16-4　Tel:03-5689-5989
www.zenniti.com　　　　　　　　　　　　　　　　　　　　Fax:03-5689-8030

MB ENT, 280：53-61, 2023

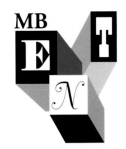

◆特集・嚥下障害を診る

頭頸部再建術後患者を診る

西川大輔*

Abstract 頭頸部癌の再建手術においては，術後の嚥下障害は多かれ少なかれ発生する．特に，口腔・咽頭の広範囲切除は，術後に高度の嚥下障害が生じることがある．術前に切除のシミュレーションを行い，切除を予定している臓器から予想される機能障害を想定する．術中に想定される障害を最低限にするために，必要であれば喉頭挙上術，輪状咽頭筋切断術を併施していく．ただし，それぞれに牽引糸周囲の死腔感染や胃食道逆流などのピットフォールが存在するため注意が必要である．術後の機能低下を最低限に抑えるために，可能な限り早期から間接訓練などのリハビリテーションを開始することが重要である．それぞれの患者の年齢，切除範囲，再建方法，術後治療の予定，生活背景に合わせて，食事のゴールを設定していく必要がある．

Key words 頭頸部癌(head and neck cancer)，嚥下障害(dysphagia)，再建手術(reconstruction surgery)，喉頭挙上術(laryngeal suspension)，輪状咽頭筋切断術(cricopharyngeal myotomy)

はじめに

頭頸部癌の切除においては，小さな欠損であれば自然治癒を待つことや一期縫縮することが可能であり，嚥下機能の低下も最低限に抑えられることが多い．しかし，皮弁再建を要するような大きな欠損となると，術後に嚥下障害は多かれ少なかれ発生する．特に，口腔・咽頭の広範囲切除は，術後に高度の嚥下障害が生じることがあり注意が必要である．喉頭全摘を併施すれば，誤嚥の心配はない．しかし，発声不能となることによってQOLが大きく低下する．本稿では，頭頸部癌再建手術後の嚥下機能を，喉頭を温存した状態で維持するために，どのようなことを考え，どのような工夫が必要か，ピットフォールも含めて述べていく．

総 論

1．頭頸部癌切除の基本的な考え方

口腔・咽頭癌に正常組織をマージンとして付着させて切除するということは，元々口腔・咽頭がもっている機能を奪っていくことに他ならない．再建皮弁によって広範囲の欠損に対応できるからといって，不必要に大きく切除することは避けるべきである．術前に視触診や画像情報を基に，必要十分な切除範囲の設定を行う必要がある．口腔・咽頭の切除範囲の設定には造影MRIが有用と考える．ただし，造影MRIは腫瘍周囲の炎症を描出し，腫瘍の範囲を過大評価する可能性があるので，注意が必要である．悪性腫瘍では一般的に拡散強調MRI(diffusion weighted imaging：DWI)で高信号をきたし，見かけの拡散係数(apparent diffusion coefficient：ADC)値が低くなるため，進展範囲の判定の参考になる．

腫瘍の進展範囲を判定後，腫瘍の制御のために

---

* Nishikawa Daisuke，〒 464-8681 愛知県名古屋市千種区鹿子殿 1-1　愛知県がんセンター頭頸部外科，医長

表 1. 切除される臓器と予想される障害

切除臓器	予想される障害
舌骨上筋群	喉頭挙上障害，食道入口部開大不全
可動部舌	咽頭への食塊の移送障害
舌根	嚥下圧形成不良
舌下神経	咽頭への食塊の移送障害，嚥下圧形成不良
上喉頭神経内枝	喉頭知覚低下
軟口蓋	鼻咽腔逆流，嚥下圧形成不良

切除の必要な範囲を設定する．その際に，切除が必要な臓器の働きを理解しておく必要がある．それにより，切除によって失われる機能が想定できるため，適切な再建計画を立てることができる（表1）．腫瘍制御のうえで，神経の合併切除が必要な場合は躊躇する必要はないが，不必要な神経障害は避けるべきである．顔面神経下顎縁枝麻痺による口唇閉鎖不全は口腔保持や咽頭への食塊の送り込みの障害につながる．舌下神経，迷走神経の障害は高度の嚥下障害につながる．横隔神経麻痺により痰の喀出力が低下すると，肺炎の発生につながる可能性がある．これらの神経障害は，術者が十分注意して神経を温存していたとしても，助手の筋鈎やバイポーラでの焼灼などでも発生するので，術者は広い視野をもって，助手を含めた術野をコントロールする必要がある．

同じ切除，再建を行ったとしても，患者の年齢，全身状態，意欲，治療歴，術前の嚥下機能，術後治療などによって，術後嚥下機能は異なってくる．吉本は，70歳以上，呼吸機能異常，患者意欲の低さ，社会的背景が術後経口摂取困難の危険因子と報告している[1]．また，木股らは上記に加えて，アルコール性脳障害，脳梗塞などの神経疾患を危険因子として報告している[2]．それらを加味したうえで，それぞれの患者に合わせて手術・再建計画を練っていく必要がある．

どのような手術時の工夫や術後嚥下訓練を行っても，高度の嚥下障害が予想される症例には，喉頭摘出の併施を考慮する．肺炎発症時の致死的リスクの大きさや患者の喉頭温存希望の有無を踏まえて慎重に判断すべきであり，安易な選択は避けるべきと考える．

これらの情報は再建医と術前に共有しておく必要がある．そのうえで，腫瘍の制御にかかわらない範疇であれば，再建医から切除プランについてのフィードバックを得ることで，より精度の高い手術を実行できると考える．

2．再建の基本的な考え方

前提条件として，一般的には皮弁は動かないし，知覚はない．知覚をもった皮弁の報告はあるが，どの施設でも行っているわけではなく適応は限定的である[3]．そのため，特に咽頭においては縫縮できる部分は縫縮したほうが機能がよい．縫縮によって，腔が狭くなり嚥下圧が発生しやすくなる．また，腔の壁全体が知覚をもつ粘膜で構成されるため，食物が知覚されやすく，嚥下反射の惹起もスムーズとなる．

また，再建の目的を明確にすべきである．閉鎖すること（欠損の補填）が目的なのか，ボリュームを維持すること（残存する口腔・咽頭機能を保持）が目的であるのかを，再建医とともに設定していく必要がある．

3．周術期管理

1）術　前

(1) 口腔ケア

頭頸部癌切除再建症例における口腔ケアは，瘻孔形成，創部感染，皮弁壊死の発症率を下げ，経管栄養期間が減少することが報告されている[4]．術後感染を生じると，経口摂取開始時期が遅れ，嚥下機能の回復に影響を与えることになる．また，口腔ケアは口腔内の刺激にもなるため，術後の間接訓練としての効果も期待できる．そのため，周術期の口腔ケアが必須となっている施設が多いと思われるが，口腔衛生状態が不良の患者の場合は早めに歯科にコンサルトする必要がある．

(2) 栄養管理，リハビリテーション

頭頸部癌患者の半数で，癌性疼痛や腫瘍による狭窄などにより経口摂取が困難となり，術前に栄養障害をきたしているといわれている[5]．さらには，がん悪液質が重なり，筋肉量が減少しサルコペニアをきたしている症例も多い．そのような患者では，嚥下にかかわる筋肉や呼吸筋の萎縮も進んでおり，術後の嚥下機能が不良であったり，痰

の喀出力の低下から気管カニューレ抜去困難であることがある．そのような症例では，術前の疼痛管理，食形態調整，経管栄養管理，身体・呼吸筋のリハビリテーションを行うことで，嚥下障害，肺炎の発症を予防していくことが重要である．

2）術　後

当院での遊離再建手術後の流れは，手術当日は鎮静下に集中治療室管理を行い，手術翌朝に鎮静を解除し，人工呼吸器を離脱している．下肢に皮弁採取部がある場合は再建医との相談が必要だが，基本的には手術翌日から離床を行っている．早期離床により，嚥下筋，呼吸筋を含めた全身の筋力低下を防ぐことで，嚥下機能の低下を最低限にしたいと考えている．気管切開は，口腔咽頭の再建手術においては必ず行っている．機能面も大切だが，安全性の担保はさらに大切と考える．ただし，少なくとも嚥下造影検査(VF)までには，発声可能なカニューレ（主にレティナ）に交換している．VF は当院の検査日の関係で術後 8～11 日で施行している．VF 後から直接訓練を始めることになるが，VF まで嚥下リハビリテーションを何も行わないと，使用していない嚥下関連の筋力は徐々に低下していく．創部に問題がなければ，なるべく早く間接訓練を開始し，嚥下能力の低下を最低限にする必要がある．食事形態のゴールは，年齢，切除範囲，再建方法，術後治療の予定，生活背景（食事を誰がどのように準備するか）などにより異なる．それぞれの患者に合わせて，治療にかかわる多職種が協力してゴールを設定していく必要がある．

4．嚥下改善手術の追加

1）喉頭挙上術

(1) 概　要

喉頭を前上方に引き出すことにより，喉頭蓋が後方に倒れ，食塊が気道に流入することを防ぐ．また，食道入口部が開大するため，嚥下圧が低下している状態においても，咽頭クリアランスを保つことができる．どの臓器（下顎，舌骨，甲状軟骨）同士を固定するかによって様々な方法がある

が，当院では主に甲状軟骨下顎骨固定術を行っている．

(2) 適応となる症例

舌骨上筋群を切断する症例が主な対象となる．舌癌，口腔底癌に対して pull-through での切除を行う症例では，舌骨上筋群の合併切除が必要となることが多い．また，下顎歯肉癌で下顎骨区域切除により，舌骨上筋群の付着部自体が切除されるような症例も適応となる．

(3) ピットフォール

① 死腔感染

喉頭を挙上した糸の周囲は死腔が生じやすい．そのため，術後に同部に膿瘍形成し難治性となることもある．最終的に，感染制御のために挙上した糸の除去が必要となることもある．死腔を減らすために，糸が下顎の内側を通るように挙上し，さらに結び目が下顎の表面にならないよう内側で結紮する方法が報告されており，当院もそのように行っている[6]．また，皮弁のボリュームに余裕があれば糸の周辺の死腔を充填するように皮弁位置を調整している．

② 気道狭窄

喉頭を挙上しすぎると喉頭蓋が後方に強く倒れることになり，声門上の気道が狭窄することがある．そのため，気管切開カニューレが抜去困難となる可能性がある．当院では下顎と喉頭の距離を 2 cm 程度とするように調節している．また，喉頭挙上後の症例に対する経口挿管は非常に困難である．再手術時や急変時にすでに気管カニューレが抜去されている場合は，経口挿管に固執せず気管切開を行うべきである．術後の VF で喉頭挙上患者に顎引き嚥下を指示してもうまく嚥下できない場合がある．その場合は，下顎を突き出すようにすると，喉頭がより前方に引き出されて食道入口部が開大するため，嚥下可能となることがある．

2）輪状咽頭筋切断術

(1) 概　要

輪状咽頭筋の切断により，食道入口部圧が低下する．そのため，術後嚥下圧が低下した患者にお

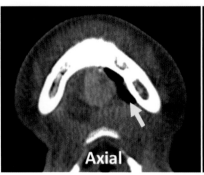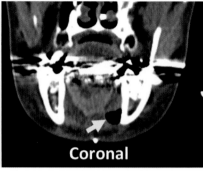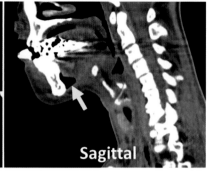

図 1. 喉頭挙上後に死腔を形成した症例（矢印：死腔）

いても，食塊が食道入口部を通過することが可能
となる．

（2） 適応となる症例

中咽頭の広範囲切除症例など，嚥下圧の高度の
低下が予想される症例が適応となる．特に，舌根
が 1/2 以上切除されるような症例は，術後の嚥下
機能が有意に低下しやすいと報告されており[7]，
輪状咽頭筋切断術を考慮すべきであろう．さらに
は，術前の嚥下機能が低下している症例，脳血管
障害後などで PS（performance status）が低い症例
などにも輪状咽頭筋切断術を検討する必要がある．

（3） ピットフォール

胃食道逆流症が問題となる．元々，食道裂孔ヘ
ルニアなどがあり高度の胃食道逆流症を認める症
例などでは，適応を慎重に検討する必要がある．

各　論

各論では，具体的な症例を提示しながらピット
フォールも含めて解説する．

1．舌

1） 想定される嚥下障害と対策

舌半切以下の切除であれば，嚥下障害が高度に
なることは少ない．亜全摘以上の症例では口腔か
ら咽頭への送り込みが困難となるため，少なくと
も術後早期はアクアジュレパウチなどによる送り
込みの補助が必要となることが多い．両側舌骨上
筋群の切断が必要となるようであれば，喉頭挙上
術を併施する．年齢によっては，片側舌骨上筋群
の切除であっても喉頭挙上術を行うこともある．
舌根 1/2 以上の切除となると，嚥下圧の形成が困
難となり嚥下障害が高度となり得るため，輪状咽

頭筋切断の併施も考慮する必要がある．

2） ピットフォール

切除後の残存舌は多いほうが望ましいが，血流
の乏しい舌を残すと，術後に舌先端の壊死を起こ
し，しばらく debridement などの処置が必要にな
り，結果的に経口摂取開始が遅れることとなる．
術中は舌動脈のどの枝を合併切除したか認識しな
がら切除を進め，血流が悪くなることが予想され
る部分があれば，思い切って切除してしまったほ
うがよい．

3） 症　例

40 歳台，女性．PS1．中咽頭癌 CRT（chemora-
diation therapy：化学放射線療法）後の舌癌
T3N0M0 に対して，舌亜全摘（可動部全摘＋舌根
1/2 切除），両側頸部郭清術，気管切開，遊離腹直
筋皮弁再建，喉頭挙上術を施行した．術後 11 日目
に VF を行い，送り込みは困難であるものの，シ
リンジで咽頭に直接送り込むことで誤嚥なく嚥下
可能との結果であった．しかし，術後 13 日目に
38℃台の発熱があり，口腔内の皮弁縫合部の離開
部分から排膿を認めた．オトガイ下の膿瘍形成と
判断し，オトガイ下を小切開しペンローズドレー
ンを留置した．抗菌薬投与，洗浄処置を行ったが，
排膿が持続した．死腔範囲の確認のため，術後 28
日目に瘻孔造影を行ったところ，左下顎骨内側に
正中から約 30 mm の範囲に死腔を形成していた
が，口腔内への交通は認めなかった（図 1）．洗浄
処置のみでは改善が難しいと判断し NPWT（陰圧
閉鎖療法）を開始した．徐々に排液が減少し，口腔
内との交通も消失したため，術後 37 日目に
NPWT を終了した．その後，ミキサー食摂取が可

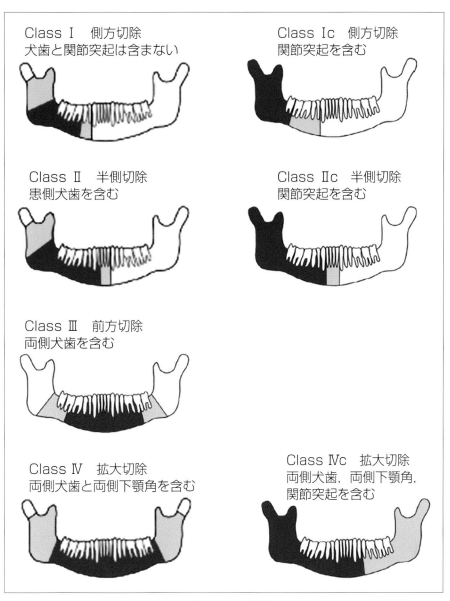

図 2. Brown 分類

能となり，経鼻胃管，気管カニューレ抜去，術後48日目に自宅退院となった．

喉頭挙上の際には，死腔が発生しないように，皮弁で糸の周辺を充填するようにしているが，るい痩のみられる患者であり，皮弁のボリュームを十分に得られず，死腔が発生してしまったものと考える．一度，糸の周辺に感染すると，糸が異物となって感染制御を妨げることや，糸により皮膚がテント上に浮いてしまうことで感染が難治性になることがある．糸を除去することも考慮したが，幸い NPWT にて感染制御できた．嚥下改善

手術により逆に経口摂取が遅れることがないよう注意が必要である．

2．下　顎
1）想定される嚥下障害と対策

下顎辺縁切除のみであれば高度の嚥下障害は起こりづらい．下顎区域切除では，切除範囲に応じて嚥下障害のリスクが異なる．下顎区域切除の分類は複数存在するが，Ohkoshi らは，両側犬歯を含む切除（Brown 分類[8]Class Ⅲ／Ⅳ，図2）が3か月後の FOIS スコア低値であったと報告している[9]．下顎の前方の区域切除が必要となる場合は，

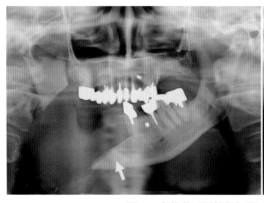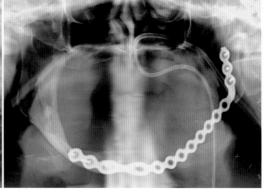

図 3. 高齢者下顎軟部組織再建例のパントモグラフィー　　　　　　　　a│b

a：提示した症例．オトガイ部に付着する舌骨上筋群を温存するため斜めに骨切り（矢印）
b：プレートと遊離腹直筋皮弁で再建を行った症例

両側舌骨上筋群の切除が必要となるので，喉頭挙上術を考慮する必要がある．Mizukami らは，腓骨皮弁再建は軟部再建と比較し嚥下，審美性が有意に良好であったと報告している[10]．

2）ピットフォール

高齢者に対する下顎区域切除においては，腓骨皮弁など下肢をドナーとするような皮弁は避けたほうがよい場合もある．術後の離床が遅れることやしばらくの間歩行に困難が生じることで，著明な ADL 低下が生じる可能性がある．そのような高齢者では，残存歯が少なかったり，無歯顎であったりすることも多く，術後も軟らかい食事が中心となることが予想される．さらには，噛む力自体も落ちていることから，軟性組織のみでの再建，もしくは軟性組織とプレートでの再建（図3）を考慮する．特に，側方の切除例では，軟性再建のみでも経口摂取可能となることが多い．

3）症　例

80 歳台，男性．下顎歯肉癌 T4aN0M0．PS1．下顎骨区域切除術（正中側はオトガイ部に付着する舌骨上筋群の付着部を残すように斜めに切除），左頸部郭清術，気管切開，遊離腹直筋皮弁再建術，大胸筋皮弁再建術を施行した．術後心不全があり離床が遅れたが，術後3日目に立位可能となった．術後5日目にせん妄を発症し自己にてドレーンをすべて切断したため，ドレーンはすべて抜去した．その後，離床も進み，数日でせん妄は改善した．術後14日目からミキサー食を開始し，最終的には気管カニューレ抜去，経鼻胃管抜去し，軟菜

摂取可能となり，術後30日目に自宅退院となった．

術後早期離床を図る必要があることや，咬合力もそれほど強くないことが予想されることから，軟性組織による再建を行った症例である．術後せん妄は発症したが，早期離床が進んだこともありせん妄は短期間で改善，術後創部経過も良好で退院となった．

3．口腔底

1）想定される嚥下障害と対策

舌骨上筋群とほぼ接する位置に存在するため，両側舌骨上筋群の合併切除を行うことが多い．また，下顎の内側辺縁切除が必要となれば，舌骨上筋群の起始部が失われることとなる．そのため，喉頭挙上は必須と考える．また，舌前面や舌下面の合併切除を要することも多く，術後舌の可動性が不良となることもある．元々 PS の低い患者などでは，喉頭挙上術に加えて輪状咽頭筋切断術を行うことも考慮する必要がある．

2）ピットフォール

口腔底癌で下顎辺縁切除を行う場合は，下顎前方の複数歯を抜歯することになる．そのような症例において，義歯装着可能となることも嚥下の重要な要素と考える．しかし，下顎内側のみ切除した場合でも，再建時に下顎辺縁切除後の欠損に皮弁を縫着せざるを得ないため，義歯を安定させるための顎堤（歯槽突起の盛り上がり）が減少もしくは消失してしまう．そのため，義歯装着のためには，後日顎堤形成手術が必要となることもある．

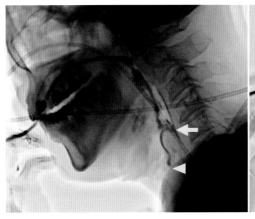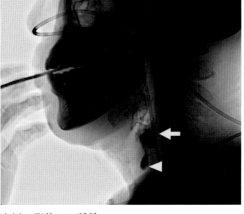

a | b

図 4. 口腔底癌提示症例の術後 VF 所見
a：術後 11 日目の VF 所見．食道入口部開大不良（矢印），誤嚥あり（矢尻）
b：術後 25 日目の VF 所見．オトガイを突出するように指導し，梨状窩はやや開大
　するも，食道入口部は開大不良（矢印）で，誤嚥（矢尻）を認めた

3）症　例

　60 歳台，男性．PS1．口腔底癌 T3N2cM0 にて舌亜全摘（可動部 4/5 切除），両側頸部郭清術，気管切開，遊離前外側大腿皮弁再建術を施行した．左舌骨上筋群は温存可能であったため，右のみ喉頭挙上術を行っている．術後，創部の経過は良好であったが，術後 2 日目から高度のせん妄が発症し，精神科介入のもと薬物治療を行うも改善はみられなかった．術後 11 日目に VF（図 4-a）を行うも，梨状窩への貯留が高度であり，誤嚥著明であった．術後 14 日目からとろみ水による直接訓練を開始した．喉頭挙上後の症例では，オトガイを突出すると食道入口部が開大し，咽頭クリアランスが改善することがある．そのため，術後 25 日目の VF（図 4-b）では，オトガイを突出した状態で施行したが，梨状窩はやや開大するものの食道入口部は十分開大せず，誤嚥を認めた．その後，術後 28 日目頃から徐々にせん妄が改善したため，術後 30 日目からアクアジュレパウチでの送り込み代償によるミキサー食摂取を開始した．徐々に経口摂取量は安定し，経鼻胃管，気管カニューレを抜去し，術後 48 日目に自宅退院となった．

　最終的には，ミキサー食にて経口摂取は自立し退院となったが，輪状咽頭筋切断術を併施することで，早期経口摂取可能となっていた可能性もある．60 歳台にしては想定外であったせん妄の影響もあるが，口腔底切除に加えて，舌の広範な切除を要するような症例では，嚥下圧形成も不良となる可能性があり，輪状咽頭筋切断術も検討すべきであろう．

4．中咽頭

1）想定される嚥下障害と対策

　ヒトパピローマウイルス（HPV）の中咽頭癌が増加してきており，2018 年の頭頸部癌悪性腫瘍登録では約 6 割となっている[11]．局所進行中咽頭癌は切除による機能障害が予想されることや放射線感受性が高いことなどから，初回治療は CRT となることが多い．そのため，再建手術を行うような中咽頭癌は，CRT 後の残存や再発症例，その他の癌に対する放射線治療後の症例が中心となる．その中には，すでに嚥下機能の低下している症例も存在することに留意が必要である．切除範囲については，軟口蓋の正中を超えると嚥下障害が高度となることがある．上咽頭と中咽頭の境界が開放されて，鼻咽腔閉鎖不能となり，嚥下圧の形成が困難となることが原因となる．そのため，Gehanno 法[12]と呼ばれる咽頭粘膜弁に皮弁を併用して，上咽頭と中咽頭の境界部を狭く形成する術式を行うことが多い．また，舌根部は嚥下において重要な部位であり，切除の範囲が広くなるにしたがって嚥下機能障害も大きくなる．特に，舌根 1/2 以上の切除が必要な場合は嚥下圧がかかりにくくなり，高度の嚥下障害が生じ得る．そのような切除が必要となる場合は，輪状咽頭筋切断術の

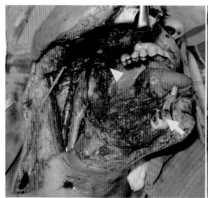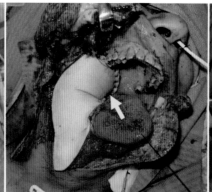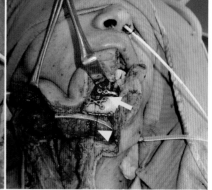

図 5. 中咽頭癌再建手術症例

a | b | c

a：下顎を階段状に切断し，両側のオトガイに付着する舌骨上筋群を温存（矢印）．鼻咽腔が大きく開放されている（矢尻）

b：Gehanno 法で鼻咽腔を狭く形成（矢印）

c：下顎を階段状に離断することで接地面を多く確保（矢印）．喉頭挙上糸と下顎裏面の死腔を充填するように皮弁を配置（矢尻）

併施も考慮する必要がある．

2）ピットフォール

Mandibular swing approach で中咽頭切除を行った場合は，放射線治療後の症例が多いことや下顎正中切開部，下顎内側に死腔が生じやすいことから膿瘍形成のリスクがある．また，咬合障害や開口障害の可能性がある．鼻咽腔を狭くすると嚥下には有利だが，鼻呼吸が困難となる症例があるため注意が必要である．

3）症例

50 歳台，男性．PS0. p16 陽性中咽頭癌 T4N1M0にて CDDP 併用 CRT を施行した．照射終了後から徐々に中咽頭側壁の潰瘍が進行したため，生検を行うも悪性像は認めなかった．しかし，潰瘍進行による内頸動脈出血のリスクがあるため，mandibular swing approach による拡大中咽頭切除術，上顎部分切除，患側頸部郭清術，気管切開，喉頭挙上術，遊離腹直筋皮弁再建術を施行した（図 5）．中咽頭後壁は 1/3 切除，舌根は 3/5 切除，軟口蓋は口蓋垂を含めて切除した．Gehanno 法にて上咽頭と中咽頭の境界を狭く形成した．術後 10日目に顎下から排膿あり，洗浄処置にて改善乏しく術後 18 日目から NPWT を開始した．術後 31 日目に NPWT 終了，術後 33 日目から飲水開始，術後 42 日目からミキサー食を開始した．最終的には，ミキサー食と軟菜を組み合わせて食事は自立，経鼻胃管を抜去し術後 58 日目に自宅退院となった．創部安定後も鼻呼吸が困難であり，臥位で呼吸困難となるため気管カニューレは保持したまま外来通院中である．

まとめ

頭頸部癌再建手術後の嚥下障害について，基本とピットフォールについて述べた．術前から発生する機能障害を想定し，術中に想定される障害を最低限にするために工夫し，術後は低下した機能がさらに低下しないように早期から間接訓練を含めたリハビリを介していく必要がある．

文 献

1）吉本世一：中咽頭癌 stage IV の手術治療．耳鼻と臨，**53**（補 1）：S1-S7, 2007.

2）木股敬裕，難波祐三郎，杉山成史ほか：口腔・中咽頭の再建．MB ENT, **67**：62-67, 2006.

3）Urken ML, Weinberg H, Vickery C, et al：The neurofasciocutaneous radial forearm flap in head and neck reconstruction：a preliminary report. Laryngoscope, **100**：161-173, 1990.

4）山崎宗治，松浦一登，加藤健吾ほか：口腔ケアと再建手術術後合併症の検討．頭頸部外科，**19**：105-110, 2009.

Summary 頭頸部癌再建手術症例を対象とし，口腔ケアと術後合併症について検討を行ったところ，口腔ケア群で有意に術後合併症発生

率が低下した.

5） Martín Villares C, San Román Carbajo J, Fernández Pello ME, et al：Nutritional status in head and neck cancer patients：the impact on the prognoses. Nutr Hosp, **18**：91-94, 2003.

6） 木股敬裕, 桜庭 実, 菱沼茂之ほか：再建外科. 林 隆一（編）：90-107, 新癌の外科 手術手技シリーズ 8 頭頸部癌編. メジカルビュー社, 2003.

7） Fujimoto Y, Hasegawa Y, Yamada H, et al：Swallowing function following extensive resection of oral or oropharyngeal cancer with laryngeal suspension and cricopharyngeal myotomy. Laryngoscope, **117**：1343-1348, 2007.
Summary 舌・中咽頭切除後の患者において, 60 歳以上, 舌根 1/2 以上切除, 有茎皮弁再建で, 有意に食形態の質が低下した.

8） Brown JS, Barry C, Ho M, et al：A new classification for mandibular defects after oncological resection. Lancet Oncol, **17**：e23-e30, 2016.

9） Ohkoshi A, Ogawa T, Nakanome A, et al：Predictors of chewing and swallowing disorders after surgery for locally advanced oral cancer with free flap reconstruction：A prospective, observational study. Surg Oncol, **27**：490-494, 2018.
Summary 遊離皮弁再建を行った局所進行口腔癌患者において, 下顎の前方もしくは拡大切除を行った患者で有意に FOIS スコアが低下した.

10） Mizukami T, Hyodo I, Fukamizu H, et al：Reconstruction of lateral mandibular defect：a comparison of functional and aesthetic outcomes of bony reconstruction vs soft tissue reconstruction – long-term follow-up. Acta Otolaryngol, **133**：1304-1310, 2013.

11） Japan Society for Head and Neck Cancer Cancer Registry Committee：Report of head and neck cancer registry of Japan clinical statistics of registered patients, 2018.

12） Gehanno P, Guédon C, Véber F, et al：Velopharyngeal rehabilitation after transmaxillary buccopharyngectomy extending to the soft palate. Ann Otolaryngol Chir Cervicofac, **102**：135-137, 1985.

MB ENT, 280：62-67, 2023

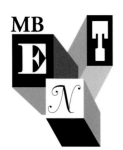

◆特集・嚥下障害を診る

嚥下機能改善手術・
誤嚥防止手術後患者を診る

藤原和典*

Abstract 嚥下機能改善手術および誤嚥防止手術ともに，保存的治療などでは効果が乏しい嚥下障害症例に対しては有効な治療法である．これらの治療を選択する場合，嚥下障害の病態に対する適切な評価や原疾患の病状および進行などを考慮した手術適応の慎重な判断そして適切な術式の選択，手術手技が重要であることは言うまでもないが，周術期における栄養管理，リハビリテーション，口腔ケアそして気管孔などの管理も，患者の嚥下機能改善や経口摂取の獲得に非常に重要な要素となる．術前から積極的な介入が重要であり，早い段階から，多職種としっかり連携をとり，診療にあたることが重要と考えられる．

Key words 誤嚥防止手術(surgery to prevent aspiration)，嚥下機能改善手術(surgery for improving function of swallowing)，栄養管理(nutrition administration)，気管孔管理(tracheostoma care)，口腔ケア(oral care)

はじめに

嚥下機能改善手術および誤嚥防止手術はリハビリテーションや保存的治療が無効あるいは不十分な症例に対して行われることが多い．また，病態に応じて，どの手術を選択するのか術前の評価が大変重要である．さらに，誤嚥防止手術では，術後の音声喪失を含め，術後に経口摂取を保証するものではないなど十分なインフォームド・コンセントが必要な点もある．また，手術のみで回復する病態ではなく，周術期のリハビリテーションや，管理も本手術にとって欠かせない部分である．本稿では，これらの手術に触れながら，周術期の対応を中心に述べる．

誤嚥防止手術

本術式は基本的には，喉頭と気管を分離することで誤嚥を防ぐ手術の総称であるが，当科では，誤嚥を防ぐためだけではなく，極力，経口摂取を

可能とするように術式の工夫や術後のリハビリテーションを積極的に行っている．

1．手術の適応

本手術を検討する場合，以下の条件をしっかり検討し，本人・ご家族と十分に相談したうえ，手術の適応を考える必要がある．①誤嚥性肺炎を繰り返し発症する，②嚥下機能改善手術では改善が見込めない，③進行性の神経疾患・筋疾患で嚥下障害の悪化が予測される場合，④音声の喪失に同意していること[1]．本手術を検討される患者は，背景が多種多様であり，個々の症例で十分に検討することが求められる．

2．手術内容

本稿では，当科で行うことがもっとも多い術式である，声門下喉頭閉鎖術について述べる．

皮膚切開は，上端が舌骨レベル，下端が輪状軟骨下端レベルとし，既に気管切開が行われている症例では，気管孔周囲の切開も追加する．気管孔に肉芽や狭窄があることがあり，気管孔形成を行

* Fujiwara Kazunori，〒683-8504 鳥取県米子市西町 36-1 鳥取大学医学部耳鼻咽喉・頭頸部外科，教授

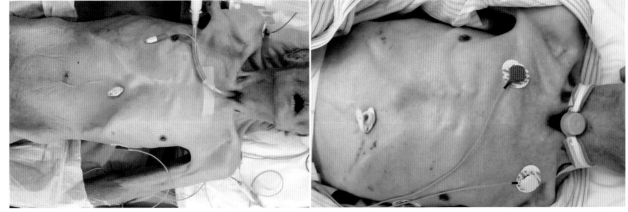

図 1. 誤嚥防止術による栄養状態の改善
a：術前．栄養状態が不良であり，著明な体重減少がみられる
b：術後．栄養状態が改善し，体重増加が認められる

うことが重要である．

　皮切後，前頸筋を左右に分離し，甲状軟骨・輪状軟骨を露出する．甲状軟骨を軟骨膜で周囲組織から剥離し，甲状軟骨を正中から鉗除する．この際に，喉頭の前交連の粘膜が損傷しないように注意する．甲状軟骨板を正中から外側に向けて，軟骨のみを剥離し，外側を一部残すぐらいまで除去する．輪状軟骨の前方を鉗除したのち，逆 T 字に喉頭を切開し，声門下腔に入る．声門下腔を展開したうえで，輪状軟骨背側の高さで声門下粘膜に浸潤麻酔した後，粘膜を水平に切開し，上下に離断する．当科は，食道入口部の通過を良くし，経口摂取を行いやすくするため，輪状軟骨もあわせて摘出している．開創された声門下腔の粘膜断端は，背側から前方に向かって，吸収糸を用いて，ギャンビー縫合で閉鎖する．盲端部分には，死腔を充填し，リークを予防するため，前頸筋を充填している．最後に気管孔を形成する．離断した気管をトリミングし，気管粘膜と皮膚を縫合する．術後に気管孔が狭くならないように，気管孔を広く形成することを心がける．なお，すでに気管切開が行われている症例においては，肉芽形成している症例もあるため，そのような症例では，術後の気管孔トラブルを防ぐため，肉芽を生じているような気管は十分にトリミングし，気管孔を作成することを心掛けている．

　一方，筋萎縮性側索硬化症（ALS）をはじめ術後に人工呼吸器の装着が必須となるような症例においては，気管孔が広いとカニューレの固定が不安定となり，気管孔のトラブルが生じる危険性があるため，気管孔を狭めに作成することを心がけている．

3．術前管理

　経口摂取が不良である方が治療対象となるため，栄養不良状態で受診されることが多い．また，長期間にわたって適切な栄養管理がなされていないこともある．周術期の合併症を予防するためにも，手術までに栄養管理が必要である（図1）．腸が機能している患者の場合には，経腸栄養を選択することが基本となる．経腸栄養のメリットとしては，消化管の機能と構造の維持，消化管収縮やホルモン分泌の刺激，免疫機能の促進，腸内細菌叢の維持などが知られている（JSPN）．まずは，経腸栄養を用いた栄養管理が望ましい．必要な栄養カロリーとしては，ハリスベネディクト式を用いた 1 日あたりの必要カロリー数の算出方法がある．また，より簡易に必要カロリー数を求めるために，簡易式（1 日必要エネルギー量（kcal/日）＝体重（kg）×25〜35 kcal）を用いることもできる．なお，簡易式で用いる体重は，現体重が一般的である．長期間末梢点滴のみで管理されているような症例では，低栄養で体重減少が顕著である症例もある．そのような症例に対しては，refeeding症候群を引き起こさないためにも，急激かつ過剰なエネルギー投与は控えるべきである．すでに胃瘻が増設されている場合には，胃瘻を使用し栄養剤

を投与するが，胃瘻がない場合には，経鼻胃管を挿入する必要がある．その場合，経鼻カテーテル留置に関連した合併症を防止するために，口径はなるべく細いもの(5～12 Fr)のカテーテルを使用することが推奨される．経鼻カテーテル留置により，鼻翼の潰瘍や鼻中隔潰瘍，壊死，副鼻腔炎，中耳炎，反回神経麻痺，喉頭浮腫などの合併症をきたすことがあり，医療機器による有害事象にも注意が必要である．

経腸栄養において注意する点の一つとしては，逆流による誤嚥である．注入時の姿勢も大切なポイントであり，仰臥位のまま注入することは危険である．座位が難しい場合には必ずギャッジアップをして注入を行う．栄養剤は間欠的に大量に投与すると下痢を生じる場合があるため，その場合には速度を遅くし，持続的に投与することで対応する．可能であれば，経腸栄養ポンプを用いる．また同様に，投与速度が速い場合には，腹部膨満感や腹痛，そして，嘔気・嘔吐を生じることがあり，投与速度を遅くする必要がある．それでも改善しない場合には，シリンジで胃残留物の量を確認し，排便の状態を確認することなどを検討する．また，半固形の栄養剤の使用は腸管の蠕動運動を促し，逆流予防や液体栄養剤症候群の予防に有効であると思われる．基本的には，腸管疾患などがない患者がほとんどと思われるが，治療までに，長期間の絶食を強いられている症例などでは，腸管運動をはじめ障害が隠れている場合があるので，状況に応じて，消化器内科などへのコンサルトも考慮する必要がある．なお，経腸栄養が不可能な場合や，経腸栄養のみでは必要な栄養を投与できない場合には，静脈栄養の適応となる[2]．

本手術を受ける患者は，絶食となっていることも多く，また口腔ケアが不十分である症例も少なくない．誤嚥性肺炎のリスクを減少させるためにも，術前からしっかりとした口腔ケアの介入が必要である．また，歯牙(齲歯)の状態の確認も必要であり，歯科医や歯科衛生士の介入を依頼することが推奨される．

4．術後管理および訓練

術後早期に，経腸栄養を開始するなど栄養管理を怠らないことが重要である．経腸栄養のみで管理している時期にも，間接訓練や口腔ケアをしっかり行い，機能低下が生じないように対応しておくことも求められる．術後1週間程度で嚥下造影検査を行い，創部のリークなどがないか確認を行うようにしている．誤嚥防止術を行うことで，誤嚥を防ぎ肺炎のリスクを防ぐことは可能であるが，経口摂取を可能とすることも重要であり，咽頭収縮力や食道入口部の開大の具合をみて，どれくらいの食形態であれば摂取が可能であるかなどを判断しておくことも必要となる．

嚥下造影検査で確認したのち，その状態に合わせた食形態から食事を開始する．食事開始時には，直接訓練としての介入が必要である．その際に，本人の嚥下しやすい体勢などを模索し指導を行うことが必要である．経口摂取量のアップに伴い，経腸栄養を減量していき，経口摂取で十分量の摂取を目指す．

本手術の術後管理のもう一つのポイントとしては，気管孔の管理がある．基本的には，喉頭全摘術の永久気管孔の管理と同じであるが，気管孔入口部に軟膏処置を行い，湿潤環境を保つように心がける(図2)．また，永久気管孔により鼻呼吸も喪失し，吸気の加温，加湿が不可能となるため，吸入による加湿が必要となる．基本的には，カニューレを挿入しない状態での退院を目指すが(図3)，中には，気管孔が狭小化する症例もあり，その場合には，我々はシリコン製のラリチューブを挿入し，その具合によってカニューレフリーを目指している．なお，前述したがALS患者など人工呼吸器を術後使用する可能性の高い症例においては，カニューレの固定を安定させるため気管孔を狭く作成しているが，それでも体動などによりカニューレの刺激が生じ，気管孔肉芽が生じる可能性がある．そのため，頻回なカニューレチェックやカニューレ交換が必要であり，退院後もその管理が行える体制を構築しておくことが求められる．

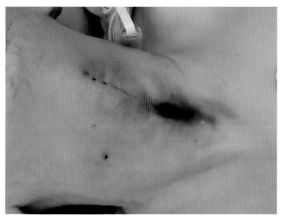

図 2. 永久気管孔(術直後)
気管孔は狭窄しないよう広く形成している

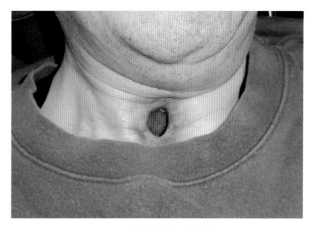

図 3. 永久気管孔(術後)
カニューレフリーの状態となっている

嚥下機能改善手術

1．手術の適応

食道入口部の開大障害があり，喉頭挙上が不良，特に前方への移動が不良な場合や嚥下反射の惹起遅延が著明な場合，輪状咽頭筋切除術と喉頭挙上術併施の適応となる．これらの患者の中で，十分なリハビリテーションを行っても，嚥下機能の改善が不十分で経口摂取に至らないこと，意識レベルが保たれ，ある程度の認知機能と全身状態が保たれており術後の機能訓練や代償的摂食手技の獲得が行える方が対象となる．特に，進行性の疾患ではない頭頸部癌治療後の嚥下障害や脳血管障害などが適応になることが多い．なお，咳嗽反射が全く消失している例や喀出が不良な症例は，術後も嚥下障害は残存するため適応外と考えられる．

輪状咽頭筋切除術は，輪状咽頭筋の弛緩不全，すなわち球麻痺などでみられる輪状咽頭筋の痙性麻痺例や封入体筋炎などでみられる輪状咽頭筋の変性例などが対象となる．嚥下圧が低下した症例も相対的適応となる．口腔や咽頭の機能低下がみられる症例では，喉頭挙上も減弱していることが多いため，喉頭の前上方移動が不良となり食道入口部の開大不良を生じるため，輪状咽頭筋切除術では十分な効果が得られないと判断される場合には，喉頭挙上術も併用する．これにより，随意的な食道入口部の通過障害が大幅に解消され，嚥下圧に加えて重力を利用して咽頭クリアランスを改善することが可能となる．

頭頸部癌症例においては，両側の舌骨上筋群切除あるいはその支配神経の切断，正中を超える下顎骨を切断した場合，喉頭挙上が不良となるため，喉頭挙上術の同時実施が考慮される．さらに切除範囲のみでなく，加齢や脳血管障害による偽性球麻痺や，放射線治療の影響，代償的嚥下法の取得が可能かなどを加味して適応を決定する．一方，口腔癌で舌根を広範に切除した場合や，中咽頭癌で上壁，側壁，後壁の広範な切除を行った場合には，嚥下圧が十分に作れず，相対的に食道入口部(上部食道括約筋：UES)の通過障害を生じることで咽頭クリアランスが低下する．このような症例に対しては，咽頭クリアランスを補助することを目的とし，食道入口部(UES)を形成する輪状咽頭筋を切断する輪状咽頭筋切断術の適応について検討され得る．

2．手術内容

1）輪状咽頭筋切除術

鼻から食道拡張用のバルーンを挿入し，食道を拡張する．コシがあるほうが挿入しやすいため，太めの尿道バルーンを使用している．バルーンを食道入口部で固定し，バルーンで拡張された輪状咽頭筋を側方から切開する．切開した筋を食道粘膜下組織と剥離し，可能な限り対側まで筋を切除する．筋肉を切除する際には，食道穿孔に注意しながら，輪状咽頭筋を筋線維が残らないように完全に切除することが求められる．注意する点としては，頭側の甲状咽頭筋を切除しないこと，反回

神経損傷に留意することである．反回神経麻痺がある症例では，麻痺側から手術を行うこととしている．また，その他の術式として，経口的輪状咽頭筋切除術がある．本術式は，食道鏡を頸部食道まで挿入し，それを下咽頭まで徐々に引き抜くことで輪状咽頭筋が術野に露出してくる．当科では，CO_2レーザーで正中背側の粘膜を正中切開する．その下に輪状咽頭筋が現れ，輪状咽頭筋を粘膜から剝離し露出し，同様に正中を切開する．なお，輪状咽頭筋の深部には頰咽頭筋膜があるため，輪状咽頭筋と頰咽頭筋膜の間で剝離し，筋を完全に切除し，側方から筋を牽引しながら可能な限り筋を切除する．

2）喉頭挙上術

本稿では，施行される頻度が高いと考えられる甲状軟骨下顎骨接近術について述べる．

皮弁挙上後，舌骨下筋群（胸骨舌骨筋，甲状舌骨筋，肩甲舌骨筋，胸骨甲状筋）を甲状軟骨下端付近でそれぞれ切断し，甲状軟骨を露出する．なお，その際に，前頸筋を上方に挙上し，オトガイ下の死腔の充填に使用する．次に，下顎骨下縁正中部分を皮切し，下顎骨を露出し，ドリルを用いて，下顎骨に正中から左右2か所ずつ4か所の穴を作成する．4か所の穴にそれぞれ牽引糸を通す．我々は喉頭挙上のための牽引糸としてファイバーワイヤーを用いている．喉頭前面からオトガイ下まで皮下トンネルを作成し，牽引糸を喉頭面に導出し，甲状軟骨にかけて頭側方向に引き上げるように下顎骨まで甲状軟骨を挙上し，固定する．最後に気管切開を行う．気管切開は創部と交通しないように剝離を最小限に行うが，創部と気管孔が交通した場合には，気管と皮膚とを縫合して，気管孔を作成しておく．

3．術前管理

適応をしっかり見極めたうえ，さらに，嚥下機能検査として，嚥下内視鏡検査，嚥下造影検査を行い，嚥下障害の重症度だけでなく，病態の評価を行う．手術によってどれぐらいの改善が期待されるかも予測し，十分な経口摂取の獲得が得られ

ない可能性についても十分なインフォームド・コンセントを行っておく必要がある．なお，嚥下内視鏡検査や嚥下造影検査では，嚥下圧低下，輪状咽頭筋弛緩不全の客観的評価は難しいため，可能であれば，高解像度マノメトリー検査を行うことで，より正確な評価ができ，また術後の効果判定も容易となる．

嚥下機能改善手術の対象となる患者は，誤嚥防止手術を受ける患者ほどではないが，一定期間にわたり経口摂取不良があり，また，適切に栄養管理がなされていない例では，栄養障害がある場合があり，誤嚥防止術の項において前述したように，術前からの栄養管理を行う必要がある．また同様に，徹底的な口腔ケアや嚥下リハビリテーションを術前の早い時期から行うように心がける．

4．術後管理および訓練

輪状咽頭筋切除と喉頭挙上術の併施例は下咽頭および頸部食道入口部の通過抵抗が大幅に減少するため，食道内内容物は容易に咽頭に逆流し，嘔吐物の誤嚥やそれによる肺炎を生じ得る．そのため，胃食道逆流が高度な症例や食道蠕動運動が低下して食道内貯留が著明な例では術後の経腸栄養の際に注意を要するだけでなく，手術の実施を慎重に考慮する．

多くの症例で，気管切開が残存するため，治療後の気管切開孔の管理は重要なポイントである．気管孔の閉鎖については，最終的な嚥下機能の状態と気道の開存の具合によって決まると考えられるが，喉頭挙上を併施している症例では，声門上部が狭くなっているため，気管孔が必要となる．そのため，カニューレ管理を要することが多い．経口摂取を開始する際には，カフ付きカニューレは喉頭挙上を阻害し，声門への気流が生じないなど，喉頭機能および経口摂取の妨げとなるため，術後可能な限り早い時期にカフなしのカニューレへの変更を心がける．変更のタイミングとしては，気管孔の創部が落ち着いていること，そして，唾液誤嚥が少なくなってきていることが指標となる．可能であれば，レティナにスピーチバルブを

装着することが望ましい．気管切開孔が開存した状態で退院する場合もあるため，退院後の気管孔およびカニューレ管理の指導および体制を整えておくことが求められる．

術後もより早期からの嚥下リハビリテーションの介入が重要である．実際のリハビリテーションの詳細については割愛する．なお，下顎を突出することで食道入口部を開くことが可能であり，経口摂取時にそのタイミングを指導することが効果的である．

最後に

誤嚥防止術，嚥下機能改善手術ともに，保存的治療などでは効果が乏しい症例には有効な治療法であるが，適切な術式の選択や手術手技だけでなく，周術期における栄養管理，リハビリテーション，口腔ケアそして気管孔の管理なども，患者の嚥下機能改善や経口摂取の獲得に非常に重要な要素となる．そのため，多職種としっかり連携をとり，診療にあたることが重要と考えられる．

参考文献

1) 一般社団法人　日本耳鼻咽喉科学会(編)：嚥下障害診療ガイドライン　2018年版．金原出版，2018．
2) 日本静脈経腸栄養学会(編)：静脈経腸栄養ガイドライン　第2版．南江堂，2006．

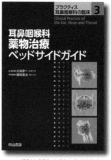

MB ENT, 280：69-78, 2023

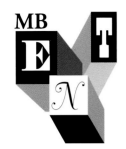

◆特集・嚥下障害を診る
新しい嚥下治療手技

柴本　勇*

Abstract　摂食嚥下リハビリテーションは，間接的嚥下訓練と直接的嚥下訓練を用いて患者の摂食能力を高める．近年，神経や筋に直接的または間接的にアプローチし，嚥下能力を高める治療が試みられている．本稿では，末梢神経筋刺激，中枢神経刺激，表面筋電バイオフィードバック訓練を紹介した．末梢神経筋刺激は神経筋電気刺激（NMES），干渉波電気刺激（IFC-TESS），末梢磁気刺激（PMS），中枢神経刺激は経頭蓋直流電気刺激（tDCS）と経頭蓋磁気刺激（TMS）を紹介した．これらの治療法は，基礎研究によって効果が検証されている．今後，治療プロトコルの確立やエビデンスの構築によって治療対象や治療法が明確になり，摂食嚥下障害者が恩恵を受けることが期待される．表面筋電バイオフィードバック訓練は，欧米で1990年代から行われてきたが，安価な機器の発売によって今後本邦の治療手技の選択肢の一つとして期待される．

Key words　神経筋電気刺激（neuromuscular electrical stimulation：NMES），干渉波電気刺激（interferential current stimulation：IFC），末梢磁気刺激（peripheral magnetic stimulation：PMS），経頭蓋直流電気刺激（transcranial direct current stimulation：tDCS），経頭蓋磁気刺激（transcranial magnetic stimulation：TMS），表面筋電バイオフィードバック（surface electro-myographic biofeedback：sEMG biofeedback）

はじめに

　摂食嚥下リハビリテーションは，間接的嚥下訓練と直接的嚥下訓練に大別される．本邦では，摂食環境を整え本人の能力に合わせた物性などの摂食を継続することで徐々に機能を高めるという方法が伝統的に行われてきた．摂食環境には，摂取食物，摂食姿勢，1口量，摂食のペース，摂食方法などが含まれる．これは能力障害に対してアプローチし，摂食するという動作訓練を通じて，口腔運動や食塊移送を高めようとする訓練法である．さらに，咽頭内圧の上昇，喉頭閉鎖の向上，食塊移送と喉頭挙上とのタイミングの向上など生理学的な改善を期待するものである．この考え方が近年のリハビリテーションロボットの開発や臨床応用につながっている．一方で，嚥下は随意運動と反射活動が共存した複雑な神経機構の上に成り立っている．また，短時間に複数の筋活動が生じるという特徴がある．近年では，神経や筋に直接的または間接的に刺激を加えて，神経活動や筋活動の活性を行うという治療法が試みられ，その治療法の効果などが報告されている．刺激は末梢への神経筋刺激アプローチと中枢への神経刺激アプローチに大別される．また，末梢の筋活動を可視化しフィードバックを行いながら運動スキルを高める方法が欧米を中心に報告されている．

　本稿では，近年開発された治療機器を用いたり，近年積極的に行われている比較的新しい嚥下治療手技について紹介する．

＊　Shibamoto Isamu，〒433-8558　静岡県浜松市三方原町3453　聖隷クリストファー大学リハビリテーション学部言語聴覚学科，教授／同大学院リハビリテーション科学研究所，研究科長

末梢神経筋刺激

皮膚上に電極を貼付し，神経または筋に対して刺激を行う方法である．電気刺激，干渉波刺激，磁気刺激の3種類があり，それぞれねらいや効果が異なる．

1．神経筋電気刺激（neuromuscular electrical stimulation：NMES）

物理療法としてのNMESは古くから行われており，当初は疼痛抑制の報告が多かった．その後，筋収縮の促進，筋力増強，麻痺の回復，痙縮の治療へと応用されるようになった．一般的に電気刺激は，治療的電気刺激（therapeutic electrical stimulation：以下，TES）と機能的電気刺激（functional electrical stimulation：以下，FES）に大別される．TESは，筋収縮促進，筋力強化，筋活動の再教育，循環の改善などを目的として行われる．一方，FESは，四肢の筋が麻痺した際に収縮させることを目的に行う電気刺激を指す場合が多い．摂食嚥下障害に対する電気刺激は，明らかに麻痺している筋の再建を促すというよりは，運動障害や運動不全に対してその神経や筋を刺激することによって，支配筋の筋収縮をより強固にして運動機能改善を図ることである．そういう点で，摂食嚥下障害に対するNMESはTESの一部に含まれると考えてよいだろう．

摂食嚥下障害に対するNMESは，Freedらが顎二腹筋前腹と甲状舌骨筋上の皮膚に電極を貼付し，電気刺激を1日1時間程度行い脳卒中による摂食嚥下障害となった患者の35%が回復したと報告したことが始まりである[1]．その後，Leelamanitらが甲状舌骨筋への電気刺激によって摂食嚥下障害が改善したと報告している[2]．近年では，種々の機器が発売され，訓練が行われている．

1）方　法

摂食嚥下障害に対するNMESを行う際の標的筋は，舌骨上筋群と舌骨下筋群である．標的筋に電極貼付をして，対称性二相性パルス電流で刺激を与える．出力は，個々の患者によって異なり，

患者からのフィードバックを得ながら出力を決定する．機器としては，嚥下治療専用機の場合1～30 mA程度の出力，全身であれば45 mA程度の高出力が可能な機器の両方がある．周波数は，骨格筋も嚥下関連筋群も高周波数になるほど効果が高いといわれているが，80 Hz程度以上はほぼプラトーになり筋疲労が強くなることが知られており，80 Hz程度を採用することが多い．嚥下障害の標的筋となる舌骨上筋群や舌骨下筋群は筋のサイズから，高出力にそぐわない．出力電流は少ないところから開始し，徐々に上昇させることが望ましい．電極貼付位置は，① 舌骨をはさんで上下の貼付，② 甲状軟骨と輪状軟骨付近への貼付，③ 舌骨よりも上・下に舌骨に平行しての貼付がある．電極貼付とその効果については，明確なプロトコルが確立されているわけではなく，臨床所見をみながら期待する運動を考え決めている．訓練方法は，① 単純に刺激を与える，② 刺激を与えながら努力嚥下を求める，③ 刺激を与えながら食物を嚥下するなどの方法を行う．患者によって，方法を選択して行うのが一般的である．電気刺激を用いた訓練時間は，30分間～1時間程度の報告が多い．訓練（介入）期間は，2～12週間までの幅広い報告があり，標準的な訓練（介入）プログラムの立案が待たれる．

2）使用機器

本邦でNMESを行える機器は，VitalStim® Plus（Chattanooga，米国，販売インターリハ）（図1，2），イトーPostim®（図1）やイトーD function®（伊藤超短波），フィジオアクティブHV（酒井医療），Ampcare ESP™（Ampcare）（図1）などがある．このうち，舌骨上筋群や舌骨下筋群，咬筋などの顔面周囲筋を電気刺激するのに適しているのは，VitalStim® Plus，イトーPostim®やイトーD funtion®，Ampcare ESP™である．それぞれの特徴を表1にまとめた．

3）訓練効果

Chenらが行ったSystematic Reviewでは，NMESを併用した嚥下訓練と併用しない嚥下訓

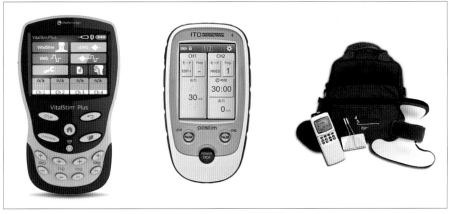

図 1. NMESを行える機器(左から, VitalStim® Plus, イトーPostim®, Ampcare EPS™)
(https://www.irc-web.co.jp/, https://www.medical.itolator.co.jp/, https://swallow
therapy.com/より引用)

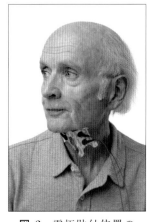

図 2. 電極貼付位置の
例(VitalStim® Plus)
(https://www.irc-web.
co.jp より引用)

表 1. 神経筋電気刺激(NMES)機器と特徴

機器名	販売	特徴
VitalStim® Plus	インターリハ(株) https://www.irc-web.co.jp/	対称性二相性パルス電流を用いた電気刺激. 出力は1〜25 mA. 周波数は 80 Hz. 57 秒間連続刺激した後 1 秒間休憩し, 再び刺激するという刺激モード. 刺激強度によって感覚刺激から筋収縮までできる.
イトー Postim®	伊藤超短波(株) https://www.medical.itolator.co.jp/	上肢への電気刺激モード, 舌骨上筋群への電気刺激モードがある. 本機は, 舌骨下筋群刺激は想定していない. 出力は約 20 mA. 周波数は 100 Hz. 口腔顔面の電気刺激用製品としてイトー D function® がある.
Ampcare ESP™	Ampcare https://swallowtherapy.com/	舌骨上筋群に特化した電気刺激機. 電気刺激と努力嚥下を併用した訓練プロトコルを提案されている. 出力は1〜20 mA. 周波数は 30 Hz と 5〜50 Hz の選択式. 刺激時間は 5 秒間で, 休憩時間は 15 秒・20 秒・25 秒から選択する. 訓練時間は 30 分間が推奨されている.

練では NMES を併用した訓練のほうが訓練効果が高かったことが報告されている[3]. ただし, NMES のみの訓練と嚥下訓練のみの訓練とでは有意な差がないことから, NMES と嚥下訓練とを併用することでより効果が高まると考えられる. NMES の舌骨上筋群への刺激では, 嚥下反射惹起時間の短縮, 舌骨運動の向上, 喉頭閉鎖時間短縮などの嚥下動態への改善効果や FOIS や SWAL-QOL が改善したなどの報告がある[4]~[7].

2. 干渉波電気刺激(interferential current stimulation：IFC)

Hamdy らが咽頭粘膜に対する電気刺激が咽頭運動を支配する大脳皮質を興奮させることを報告した[8]. その後, カテーテル電極を用いた咽頭粘膜刺激(pharyngeal electrical stimulation：PES)が開発され現在も臨床エビデンスの検討がなされている. また, PES は咽頭を直接電気刺激するのに対して, 経皮的に刺激する方法も開発された. これが, 経皮的感覚神経刺激法(transcutaneous electrical sensory stimulation：TESS)である. これは, 筋収縮が起きない程度の電気刺激を用いて感覚刺激を入力し, 孤束核での反射誘発閾値を低下させようとする治療法である. 本邦では, 干渉波による電気刺激が痛みを伴わず深部刺激ができるということで用いられている. なお, 干渉波を用いた TESS は, IFC と TESS の両者を組み合わせた治療法ということで, IFC-TESS と表記されることもある.

1) 方 法

2050 Hz の電流と 2000 Hz の電流を体内で干渉させ 50 Hz の干渉電流を発生させる. 中周波電流は皮膚抵抗が低いことから NMES よりも皮膚の

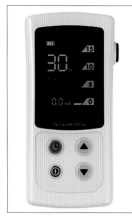
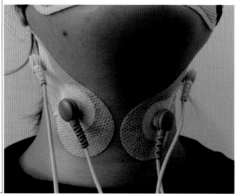

図 3.
ジェントルスティム®本体(a)と電極貼付位置(b)
(https://medeq.food-care.co.jp/より引用)

痛みを生じにくいことが特徴である．筋を直接的に収縮させることを目的としていないことから，電極貼付部位は標的筋ということでなく神経刺激ができる部位に貼付する．電気刺激強度は，治療を受ける者が刺激感を感じる程度が推奨されている[9]．具体的な治療プロトコルは現在構築中であるが，杉下らはパーキンソン症候群の患者に対して，干渉波刺激を10分間，その後レモン水3 mLを20回嚥下，ティースプーン1杯量のゼリーを10口摂食し，1回の訓練で合計20分間の刺激を行い，これを1回/日，2週間継続したと報告している[10]．

2）使用機器

本邦では，ジェントルスティム®（フードケア）（図3）が干渉波型低周波治療器として販売されている．本器は，IFC-TESSとして国内で唯一嚥下訓練用に開発された．干渉電流刺激装置として，基礎研究を経て安全性や有効性が確認されている．出力は，1～3 mAである．安全性の観点から，刺激強度は最大3 mAに制限されている．

3）訓練効果

杉下らは，干渉波電気刺激を用いた訓練によって舌骨の動態を変化させたこと，LEDT（laryngeal elevation delay time）の短縮など嚥下反射の惹起性の向上，食物摂取後の咽頭残留の低下を報告している[10]．Maedaらは，摂食嚥下リハビリテーションに干渉波電気刺激を用いて検討し，咳の誘発閾値が低下したことと経口摂取量の増加を報告している[11]．飯泉らは，干渉波電気刺激を用いたところ，自発的嚥下回数とグルコース溶出量に有意な増加を得たと報告し，干渉波電気刺激が嚥下とともに咀嚼にも影響を与える可能性に言及している[12]．今後さらに症例の蓄積，ランダム化比較試験などによるエビデンス構築が待たれる．

3．末梢磁気刺激(peripheral magnetic stimulation：PMS)

生体への磁気刺激の応用は，1980年頃から始まったとされている．それ以降，後述する経頭蓋磁気刺激への臨床応用がなされ，脳神経外科領域の術前大脳機能マッピングや脳卒中後遺症患者に対する大脳刺激による身体機能回復，うつ病治療などがなされてきた．末梢の磁気刺激については，上下肢を中心として深部神経刺激やそれに伴う筋収縮を行う治療法が開始された．その後，2014年頃には嚥下障害への臨床応用が試みられ現在に至っている．現状では，磁気刺激は電磁誘導により生体内に過電流を発生させて末梢神経や骨格筋の細胞膜を脱分極させて骨格筋の収縮を得る方法といわれている[13]．嚥下障害に対する刺激は，単発刺激より反復刺激（反復末梢神経磁気刺激，repetitive peripheral magnetic stimulation：rPMS）を選択し行うことがよいとされている．

1）方　法

舌骨上筋群に対してrPMSを行う．舌骨上筋群の筋力増強を目的とする場合は，当初から大きな筋収縮を得ることが必要とされている．適切な周波数については刺激プロトコルが定まっているわけではないが，30 Hzで効果があるという報告がある．刺激の際には舌骨上筋群刺激用のコイルに顎下に載せて行う．刺激時間は数秒間で効果を得

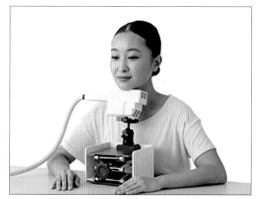

図 4. Pathleader™と刺激時の状況
(https://www.sakaimed.co.jp/measure
ment_analysis/rihariha/function-test/path
leader/より引用)

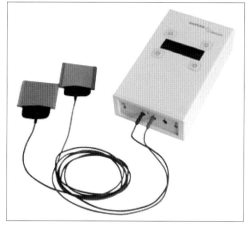

図 5. DC STIMULATOR Plus(neuro
Conn Technologie, 販売ミユキ技研)
(https://www.miyuki-net.co.jp/jp/produ
cts_research/by_maker/neuroConnTe
chnologie/より引用)

たとする報告がある[14]. 訓練プロトコルについて
は, 現在検討がなされている.

2）使用機器

Pathleader™(IFG, 酒井医療)(図4)が販売され
ている. 上下肢に使用できる機器に舌骨上筋群を
選択的に刺激するコイルを装着し行う.

3）訓練効果

摂食嚥下障害に対する磁気刺激療法は, 刺激前
後の効果として NMES 同様の効果が得られるこ
とが報告されている[15]. 現在, 摂食嚥下障害者に
対するエビデンスの検討がなされている. 今後の
発展とエビデンスの構築を期待したい.

中枢神経刺激

中枢神経を刺激することによって, 活動亢進や
活動抑制を行う. 刺激法は電気刺激と磁気刺激と
がある.

1．経頭蓋直流電気刺激(transcranial direct current stimulation：tDCS)

頭皮に電極を貼付し, 5 mA 以下の微弱電流を
経頭蓋的に流し脳活動の亢進や抑制を行う方法で
ある. 1960 年代から研究が行われてきたが, 刺激
部位の特定や結果の再現性がはっきりせずに臨床
応用の発展が著しいものとはならなかった. しか
し, 1985 年以降経頭蓋磁気刺激（TMS）の研究が
加速し, それに追随するように経頭蓋電気刺激も
行われてきた. 2000 年以降直流電流刺激の効果が
報告され, 臨床活用が進展してきている. 嚥下に

対して臨床応用されたのは2010年頃であり, 現在
は治療効果や治療プロトコルなどが検討されてい
る.

1）方　法

表面電極を頭皮上に設置し, 直流電流を通電す
る方法である. 経頭蓋直流電気刺激では, 陽極刺
激では大脳皮質の興奮性を高め, 陰性刺激では大
脳の興奮性を減少させるといわれている[16]. 刺激
部位は, TMS と同様の, 国際 10-20 法による Cz
から A1 方向の部位に対して刺激をするという報
告が多い. 患者群に対しては, 非損傷側に陽極刺
激をした報告[17]や損傷側に陽極刺激をした報告[18]
がある. 刺激プロトコルは, 1 日 1 回, 2 mA, 20
分間を 10 日間実施した報告がある[18].

嚥下にかかわる大脳半球の領域として, 口腔運
動付近の部位が理解されているが, 咽頭部の運動
などはまだ解明段階である. 過去の大脳血流動態
に関する報告では, 島皮質や補足運動野の血流増
加を観察したものがあり, さらなる知見を得て,
実施プロトコルが提案されることが期待される.

2）使用機器

tDCS に使用する機器は, DC STIMULATOR
Plus(neuro Conn Technologie, 販売ミユキ技研)
(図 5)や Neurostim（イーストメディック）(図 6)
などが用いられる. いずれも研究用として販売さ
れている. 出力は, 5 mA 以下である.

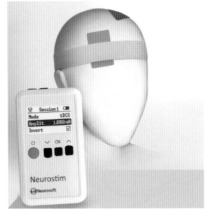

図 6. Neurostim(イーストメディック)
(http://www.east-medic.jp/dcs/
neurostim/より引用)

3）訓練効果

嚥下訓練での tDCS の効果については，重松が過去に報告された 8 論文を紹介している[19]．このうち，7 論文が最終的に tDCS 群で改善したと報告している．このうち，即時的な改善を認めたのは 6 論文であった．同じプロトコルで行っていないことや陽極刺激側と陰極刺激側の同一性，対象患者も各論文で異なっており，今後エビデンス構築に向けた検討が期待される．

2．経頭蓋磁気刺激(transcranial magnetic stimulation：TMS)

大脳に対する TMS による嚥下障害治療は 1980 年代から研究が始められ，1996 年には嚥下時の大脳の活性化に関する報告がなされた[20]．その後，2004 年には反復経頭蓋磁気刺激(repetitive transcranial magnetic stimulation：rTMS)の実施によって嚥下にかかわる大脳部位の活性化と可塑性に言及する報告がなされた[21]．それ以降，脳卒中後の嚥下障害に対する rTMS の有効性についてのランダム化比較試験などが行われ臨床応用されるようになった．

1）方 法

rTMS は，刺激周波数と刺激側(部位)によって得られる効果が異なる．高頻度 rTMS(3～5 Hz 以上)は，神経活動を亢進させる．低頻度 rTMS(1 Hz 以下)は神経活動を抑制させる．また，刺激側について脳損傷側か非損傷側かによって期待する効果が変わる．具体的には，脳損傷側の機能向上を意図する場合は，脳損傷側に高頻度 rTMS 刺激をするか非損傷側に低頻度 rTMS 刺激を行う．非損傷側の機能向上を意図する場合は，非損傷側に高頻度 rTMS 刺激をするか脳損傷側に低頻度 rTMS 刺激を行う．すなわち，どの部位(半球)を活性化させるか抑制させるかによって，最終的にどのような大脳活性を意図するかを検討することが重要となる．脳卒中の嚥下障害では，① 損傷側に高頻度 rTMS 刺激，② 非損傷側に低頻度 rTMS 刺激，③ 両側半球に高頻度 rTMS 刺激の 3 パターンが報告されている．対象は，テント上の一側病変に対する報告が多いが，両側大脳半球損傷や脳幹部疾患患者に対する報告もある．一般的に刺激部位は，前頭葉運動や下部の口腔咽頭運動領域(嚥下関連部位)である．

1 回の刺激時間は，数秒～10 秒程度行う．これを 10 回程度繰り返し，1 日に 1 回または 2 回行う．刺激部位の同定は，① 体表解剖に基づく方法，② 運動誘発電位(motor evoked potentials：MEP)を用いる方法，③ 脳術中ナビゲーションシステムを用いる方法で行う．

実施前には，頭蓋内の金属の有無，心臓ペースメーカーの有無を確認し，ある場合には TMS は行わない．また，大脳を刺激することからけいれん発作を起こす場合がある．刺激中や刺激後の観察が必要である．

2）使用機器

一般に市販されている経頭蓋治療用磁気刺激装置であれば本治療は実施可能である．数社から販売されている．

3）訓練効果

TMS 治療を嚥下障害患者に実施した報告では，百崎が脳幹梗塞後に嚥下反射の惹起不全，軽度誤嚥，咽頭残留を呈した患者に対して，優位半球(右側)咽頭領域に高頻度 rTMS 刺激を 6 日間実行したところ，摂取食物の向上と Penetration-Aspiration Scale の改善，食事場面でのむせ込みの減少を認めたと報告している[22]．

表 2. 嚥下訓練としての表面筋電バイオフィードバックの目的・方法・効果

目的	方法・効果
嚥下反射の惹起をフィードバック	顎下に筋電電極を装着し，喉頭挙上の有無を舌骨上筋群の筋活動を通してフィードバックする．患者，食事介助者，訓練担当者に嚥下反射が惹起されたことがわかる．
訓練法の体得	努力嚥下，メンデルソン手技などの訓練について筋活動を通じて手技を体得する．特に努力嚥下など本人が行っているか否かの判断や，本人自身の正確な訓練手技習得にはフィードバックが有用である．加えて，患者が正確な方法で行っているかのアセスメントをすることができる．
摂食方法の習得	水分でむせる程度の軽度嚥下障害の患者に対しては，むせない飲み方をフィードバックで習得する．フィードバックをしながらむせない飲み方の理解もできる．
筋活動の経時的変化	筋活動を RMS 処理して，その値を経時的に測定することによって，筋活動からみた改善などの情報を得ることができる．訓練時間中や毎日のフィードバックと同時に，長期スパンのフィードバックが得られる．
筋力強化訓練	通常の筋活動よりも若干目標値を高く設定してフィードバックを与えることによって，筋力強化訓練ができる．ゲームの活用など視覚や聴覚フィードバックなどによって，本人が楽しんで筋力強化訓練ができる．
随意訓練	筋活動波形を時間と強度の観点から目的位置に合わせることで，随意的かつ目標に合わせるスキルを訓練できる．

RMS：Root Mean Square

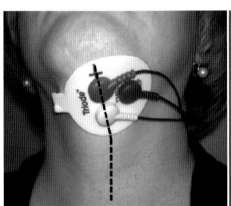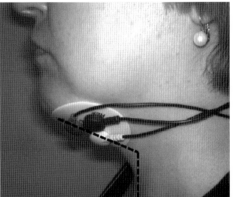

図 7. 電極貼付位置の一例（Steele らの方法）
（文献 23 より引用）

表面筋電バイオフィードバック

バイオフィードバック訓練は古くから行われてきた方法である．表面筋電バイオフィードバック装置を用いた嚥下訓練は 2000 年頃から欧米を中心に，嚥下訓練の補助的訓練の位置づけで行われてきた．具体的には，嚥下障害に対するリハビリテーション手技を可視化する方法，筋負荷訓練，新たなる嚥下方法の運動学習手段として行われている．

1．方　法

表面筋電バイオフィードバック訓練機器を用いた嚥下訓練の目的，方法，効果を表 2 に示した．Steele ら[23]の電極貼付位置を図 7 に，訓練プロトコルの例を図 8 に示した．

2．使用機器

嚥下訓練に用いることができる表面筋電バイオフィードバック訓練機器がない時期があったが，近年では各社から販売されるようになった．表 3 に現在購入できる表面筋電バイオフィードバック訓練機器を示した．各社表面筋電バイオフィードバックという点では同じであるが，特徴や価格などは異なる．

筆者は，PAL METER（食とコミュニケーション研究所）を使用して訓練を行っている（図 9）．本人の最大と最小積分筋電値を基準に 10 等分して LED ランプを点灯させ，筋活動をフィードバックする機器である．筋力が低下した嚥下障害者にも使えるので便利である．また，LED ランプというシンプルなフィードバックであるため被訓練者に

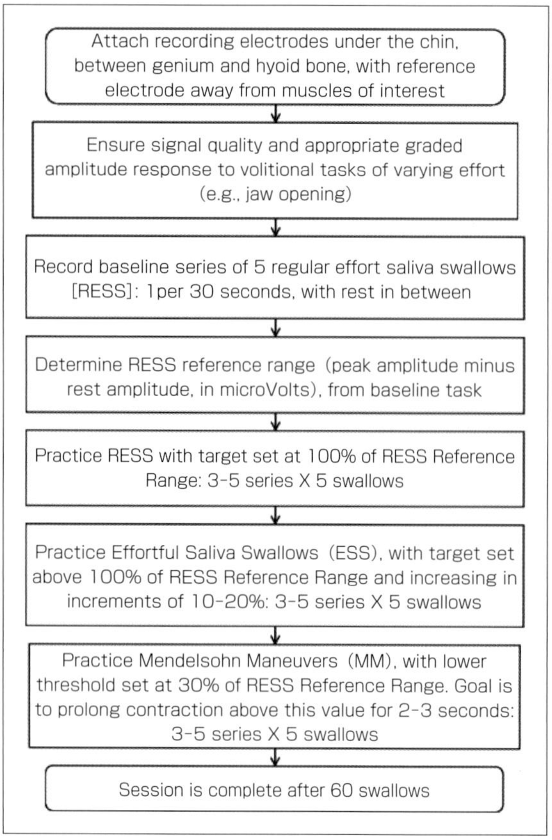

図 8. 表面筋電バイオフィードバック訓練の一例
（Steele らの方法）
（文献 23 より引用）

は受け入れやすいというメリットがある.

3. 訓練効果

Crary は脳卒中, 脳幹部病変発症後5～54か月経過した61～72歳の6人を対象に sEMG を用いて, 患者に強く長く嚥下するように指示した. 6人はいずれも胃瘻であり, 訓練開始時には唾液嚥下も困難であった. 3週間毎日行った結果, 6人中3人が普通食の経口摂取が可能となった. 7か月後にはさらに2人が経口摂取可能となり, 最終的に6人中5人が経口摂取に至ったとしている[24].

Huckabee and Cannito は脳幹出血に伴う慢性摂食嚥下障害患者10人（男性7人, 女性3人, 42～76歳, 平均62歳）に各患者に適した訓練（努力嚥下, メンデルソン手技, 頭部挙上訓練など）の補助手段に sEMG を用いて実施し, 治療の効果について調べた. 治療効果は video fluoroscopic examination of swallowing（VF）で確認した. 訓練は週に5回, 午前・午後1時間, 家でも15分間の訓練を実施. 治療前は10人全員が非経口摂取であったが, 1週間後10人中9人に VF 上, 摂食嚥下機能の向上が認められ, 1人が経口摂取に至った. 6か月後は10人中7人に嚥下機能の向上が認められ, 経口摂取に至ったと報告している[25]. Crary らは脳血管疾患に伴う摂食嚥下障害者25人, 頭頸部がんに伴う摂食嚥下障害者20人を対象に努力嚥下時に補助的に sEMG を用いて訓練を実施. 摂食嚥下機能検査を実施した後に機能に応じてとろみ付きの液体, とろみなしの液体, 半固形物の食材を用いた訓練を実施した. この訓練を家での自主トレーニングを含め週5日実施したところ, 39人の患者に FOIS スコアの向上がみられたとしている[26]. Huckabee らは22人の若年健常者に sEMG を貼付し, 3つの咽頭マノメトリーを付けた状態

表 3. 表面筋電バイオフィードバック訓練機器と特徴

機器名	販売	特徴
PAL METER	（一社）食とコミュニケーション研究所 https://fc-science.or.jp/	1チャンネルの有線式バイオフィードバック訓練機器. 積分筋電（IEMG）を採用している. IEMG の振幅の最高値と最低値の間を10等分し10個の LED で示す. LED の色が3色に分けられターゲットをわかりやすくしている. 聴覚フィードバックも可能な仕様となっている. 小型で手のひらサイズ.
VitalStim Plus®	インターリハ（株） https://www.irc-web.co.jp/	2チャンネルの有線式筋電バイオフィードバック訓練機器. 筋電を RMS 処理し波形として示す. 訓練プログラムを作成可能. 別売のソフトを用いてゲームを行うことができる.
クリニカル DTS フィードバックセット （EM-701F2）	酒井医療（株） https://www.sakaimed.co.jp/	2チャンネル無線式の筋電バイオフィードバック訓練機器. 筋電を RMS 処理し波形に示す. 視覚, 聴覚フィードバックが可能. 無線式であるため動きやすい.
Pthway MR-15, MR-25	Prometheus Group 社 https://theprogrp.com/	1チャンネル用, 2チャンネル用の2タイプがある. 筋電を RMS 処理し数字表示やライトにて表示可能. 目標値の設定や, 訓練時間の設定が機器でできる.

RMS：Root Mean Square

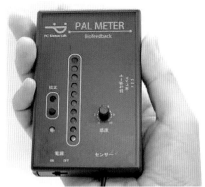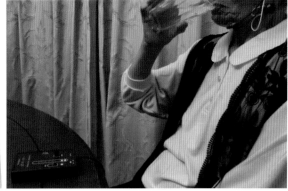

a｜b 　図 9.　表面筋電バイオフィードバック訓練機器(a)と訓練場面(b)
（PAL METER：食とコミュニケーション研究所）

で通常の唾液嚥下と努力嚥下での唾液嚥下を各10回実施したところ，努力嚥下時の sEMG の振幅は大きく，咽頭圧も高かったとしている[27]．

また近年，表面筋電バイオフィードバック訓練を応用した訓練として，Canterbury 大学（ニュージーランド）が，BiSSkiT（Biofeedback in Strength and Skill Training）プログラムを開発し実施している．本方法は顎下に表面筋電極を貼付し，筋力とタイミングの両者を訓練する方法である[28]．

おわりに

本稿では，新しい嚥下治療手技として，末梢神経筋刺激，中枢神経刺激，表面筋電バイオフィードバック訓練（行動レベルへのアプローチ）を紹介した．末梢神経筋刺激として，NMES，IFC，rPMS を紹介した．どの治療にしても，嚥下障害の根本的な解決を目指す新しい治療方法であり，テクノロジーの進歩とともにより臨床現場で使いやすくなるように改良されている．中枢神経刺激として tDCS と TMS を紹介した．いずれも大脳の随意的運動へのアプローチであり，脳損傷による嚥下障害には有効な治療である．神経筋レベルへのアプローチとともに，新たな運動学習へのアプローチとして表面筋電バイオフィードバック訓練を紹介した．欧米では多く行われている訓練法であるが，本邦においても近年安価な機器が販売され今後の臨床での使用が期待される．本稿で紹介したすべての治療は新しい嚥下治療手技だけに，今後エビデンスの検証や治療プロトコルの確立など，さらなる検討が期待される．

文　献

1) Freed ML, Freed L, Chatburn RL, et al：Electrical stimulation for swallowing disorderscaused by stroke. Respir Care, **46**：466-474, 2001.

2) Leelamanit V, Limsakul C, Geater A：Synchronized electrical stimulation in treating pharyngeal dysphagia. Laryngoscope, **112**：2204-2210, 2002.

3) Chen YW, Chang KH, Chen HC, et al：The effects of surface neuromuscular electrical stimulation on post－stroke dysphagia：a systemic review and metaanalysis. Ciin Rehabil, **30**(1)：24-35, 2016.

4) Sproson L, Pownall S, Enderby P, et al：Combined electrical stimulation andexercise for swallow rehabilitation post-stroke：A pilot randomized control trial. Int J Lang Commun Disord, **53**(2)：405-417, 2018.

5) Martindale N, Stephenson J, Pownall S：Neuromuscular Electrical Stimulation Plus Rehabilitative Exercise as a Treatment for Dysphagia in Stroke and Non-Stroke Patients in anNHS Setting：Feasibility and Outcomes. Geriatrics, **4**(4)：53, 2019. doi：10.3390.

6) Watts CR, Dumican MJ：The effect of transcutaneous neuromuscular electrical stimulation on laryngeal vestibule closure timing in swallowing. BMC Ear Nose Throat Disord, **18**：5, 2018.

7) Safi MF, Wright-Harp W, Lucker JR, et al：Effect of surface neuromuscular electrical stimulation on labial and lingual muscles in healthy volunteers. Int J Rehabil Res, **40**(2)：

119-126, 2017.

8) Hamdy S, Rothwell JC, Aziz Q, et al：Long-term reorganization of human motor cortex driven by short-term sensory stimulation. Nat Neurosci, **1**(1)：64-68, 1998.

9) Furuta T, Takemura M, Tsujita J, et al：Interferential electric stimulation applied to the neck increases swallowing frequency. Dysphagia, **27**：94-100, 2012.

10) 杉下周平, 今井教仁, 福永真哉ほか：直接訓練に干渉波電気刺激療法を併用し嚥下反射遅延が改善した1例. 日摂食嚥下リハ会誌, **22**：52-58, 2018.

11) Maeda K, Koga T, Akagi J：Interferential current sensory stimulation, through the neck skin, improves airway defense and oral nutrition intake in patients with dysphagia：a double-blind randomized controlled trial. Clin Interv Aging, **12**：1879-1886, 2017.

12) 飯泉嘉基, 伊原良明, 小池丈司ほか：干渉波刺激装置が健常成人の咀嚼嚥下運動に与える影響の検討. 日摂食嚥下リハ会誌, **26**(2)：121-127, 2022.

13) Suzuki K, Hirooka T, Tsubahara A, et al：Considerations for safety of high frequency repetitive peripheral magnetic stimulation of skeletal muscles in rats：Assessment by histobgical analysis of muscles and biochemical blood tests. Jpn J Compr Rehabil Sci, **6**：56-63, 2015.

14) Kagaya H, Ogawa M, Mori S, et al：Hyoid bone movement at rest by peripheral magnetic stimulation of suprahyoid muscles in normal individuals. Neuromodulation, **22**：593-596, 2019.

15) Mori S, Kagaya H, Nagashima Y, et al：Feasibility of repetitive peripheral magnetic stimulation for dysphagia with reduced hyoid elevation：a report of two cases. Jpn J Compr Rehabil Sci, **10**：42-46, 2019.

16) Nitsche MA, Paulus W：Excitability changes induced in the human motor cortex by week transcranial direct current stimulation. J Physiol, **527**：633-639, 2003.

17) Kumar S, Wagner CW, Frayne C, et al：Noninvasive brain stimulation may improve stroke related dysphagia：apilot study. Stroke, **42**(4)：1035-1040, 2011.

18) Shigematsu T, Fujishima I, Ohno K：Transcranial direct current stimulation improves swallowing function in stroke patients. Neurorehabil Neural Repair, **27**(4)：363-369, 2013.

19) 重松 孝：経頭蓋直流電気刺激. J Clin Rehabil, **29**(9)：876-882, 2020.

20) Hamdy S, Aziz Q, Rothwell JC, et al：The cortical topography of human swallowing musculature in health and disease. Nat Med, **21**：1217-1224, 1996.

21) Gow D, Rothwell J, Hobson A, et al：Induction of long term plasticity in human swallowing motor cortex following repetitive cortical stimulation. Clin Neurophysiol, **115**：1044-1051, 2004.

22) 百崎 良：反復経頭蓋磁気刺激. J Clin Rehabil, **29**(9)：892-898, 2020.

23) Steele CM, Bannett JW, Chapman-Jay S, et al：Electromyography as a Biofeedback Tool for Rehabilitating Swallowing Muscle Function：311-328, Applications of EMG in Clinical and Sports Medicine. Intechopen, 2012.

24) Crary AM：A Direct Intervention Program for Chronic Neurogenic Dysphagia Secondary to Brainstem Stroke. Dysphagia, **10**：6-18, 1995.

25) Huckabee ML, Cannito MP：Outcms of swallowing rehabilitation in chronic brainstem dysphagia：A retrospective evaluation. Dysphagia, **14**：93-109, 1999.

26) Crary AM, Carnaby Mann GD, Groher ME, et al：Functional Benefits of Dysphagia Therapy Using Adjunctive sEMG biofeedback. Dysphagia, **19**：160-164, 2004.

27) Huckabee ML, Butler SG, Barclay M, et al：Submental Surface Electromyographic Measurement and Pharyngeal Pressures During Normal and Effortful Swallowing. Arch Phys Med Rehabil, **86**(11)：2144-2149, 2005.

28) Athukorala RP, Jones RD, Sella O, et al：Skill training for swallowing rehabilitation in patients with Parkinson's disease. Arch Phys Med Rehabil, **95**(7)：1374-1382, 2014.

MB ENT, 280：79-83, 2023

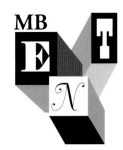

◆特集・嚥下障害を診る

嚥下障害をチームで診る

津田豪太*

Abstract 様々な原疾患から生じる嚥下障害は症例ごとに重症度も臨床経過も合併症も異なる個別性の強い領域なので，単一医療職種での対応には限界があり，医療多職種協調によるチーム対応が必須となる．しかし，必要となる職種がすべて揃っている医療機関は極めて稀なので，院内職種の中で協力が得られるメンバーを集めて，少しずつ症例を重ねてチームを充実させていくことになる．耳鼻咽喉科医は嚥下内視鏡検査を中心に診断と評価に介入し，一方，難治例や重症例への気管切開術・嚥下機能改善手術・誤嚥防止手術などの外科的介入でチームに貢献することができる．咽喉頭を専門としない耳鼻咽喉科医なら，スタッフの相談を受けてチームで解決する方法を模索することで，嚥下治療がスタッフの負担になりすぎないようにマネージメントなどをしていくべきである．

Key words 嚥下内視鏡検査（videoendocsopy：VE），外科的治療（surgical treatment），診療報酬（medical fee）

はじめに

嚥下障害は様々な疾患の一症状として出現する病態であり，施設によって対象となる原疾患もその重症度もバラバラである．どんな病態であっても慎重な対応が必要であることは当然だが，特に嚥下障害臨床では，原疾患以外にも多くの症例が何らかの合併症を有しており，さらに生活環境の個人差も大きいので，治療方針も治療内容も症例ごとに細やかにすることが望まれる．そのためにも，理想的には多くの医療職種が協力したチームで治療をすることだが，限られた医療職種のみで対応されることが現実的には多くなっている．

当院でのチーム対応内容

耳鼻咽喉科医が中心となって摂食嚥下の診断治療をチームで展開している報告は近年，徐々に増えており，いずれの施設でも環境に合わせながら他職種の協力を得ながら様々な対応をしてい

る[1)~4)]．我々の施設でも，私のこれまでの臨床経験を踏まえて，診断と治療の面で色々と工夫を行っている摂食嚥下チームが存在するので，その活動内容を6項目に分けて（表1）報告する．

① 嚥下外来

毎週火曜日午前中に嚥下外来を開設し3~5人の外来症例に，常に言語聴覚士・歯科衛生士も同席して嚥下内視鏡検査と嚥下造影検査を連続施行して対応方法の検討をしている．特に，耳鼻咽喉科の得意分野である内視鏡による評価では，一般的な形態異常の有無だけではなく知覚評価も慎重に行っており，さらに造影検査の検討すべき内容や試みたい条件設定も考えるようにすることで，ワンパターンな検査に陥らず，不要な被曝を避けて適切な検査が行えている．検査精度を上げるために，着色水もバリウムも各々粘度調整を行い，同粘度のトロミ形状での検査が行えるように注意している．2つの検査から得られた対応方法（食事内容の調整・栄養補助食品の提示・食事姿勢の指

* Tuda Gota，〒285-8765 千葉県佐倉市江原台2-36-2 聖隷佐倉市民病院耳鼻咽喉科，部長／摂食嚥下センター長

表 1. 当院摂食嚥下チームの活動内容

	平均入院期間
① 嚥下外来	
② 嚥下機能検査入院	2〜4 日
③ 栄養治療入院	約 30 日
④ 集中的嚥下リハビリテーション入院	約 60 日
⑤ 嚥下機能改善手術入院	約 60 日
⑥ 誤嚥防止手術入院	約 30 日

導・口腔ケアの指導・嚥下訓練など)を医師からのみではなく専門職が時間をかけて説明するようにしている。半年ごとに外来検査する症例も多く，時には入院対応を勧めることもある。

② 嚥下機能検査入院

他院入院中で外来受診が困難な症例や，認知症などがあり 1 回の検査ではばらつきが生じやすい症例に対しては 2〜4 日程度の当科入院で，複数回の嚥下内視鏡検査や嚥下造影検査，採血などによる全身評価と言語聴覚士や歯科衛生士による専門的評価を加えて総合的に障害の評価をし他院へレポートしている。総合的検討結果から，後述のリハビリテーション入院や外科的治療入院へとつながっていくこともある。

③ 栄養治療入院

誤嚥性肺炎での入院や大腿骨頸部骨折術後などで院内他科入院中の症例は，発症前は経口摂取で自立していたにもかかわらず，様々な誘因で疾患治療中に生じたサルコペニアによって経口摂取再獲得が遷延化している場合がある。このような状態になった症例を当科に転科し，できる範囲での経口摂取や嚥下リハビリテーションに加えて，経鼻経管栄養もしくは末梢持続点滴によって積極的栄養補給(1 日 1,000〜1,600 kcal)を数週間併用して行うことで体力改善を求める治療を行っている。十分な栄養治療を中心に行うことで，徐々に体重増加や筋力改善がみられ，その結果，全例常食摂取とまではいかないが経口摂取自立へとつながっていく。いわゆる「食べる体力をつける」治療となっている。

④ 集中的嚥下リハビリテーション入院

他院での計画的な嚥下リハビリテーションを一定期間行っても経口摂取自立に至らない症例で，本人の治療意欲が十分にある場合に約 2 か月限定

で嚥下治療に関する集中的なリハビリテーションを行う入院対応も行っている。嚥下内視鏡検査や嚥下造影検査を適時行いながら，言語聴覚士を中心にリハビリテーションスタッフである理学療法士や作業療法士に加え，歯科衛生士・看護師も一緒に様々なアプローチを試みている。比較的治療が遷延した重症例が多いので期間限定の集中的リハビリテーションによっても経口摂取可能となる症例は 30% 程度で，期間内で十分な結果が得られない場合でもいったん当院は退院としている。その後は，前施設に戻ってリハビリテーションを行う症例や半年程度間隔を置いて改めて入院して嚥下リハビリテーションを行う症例もある。

⑤ 嚥下機能改善手術入院

様々な保存的治療に抵抗する嚥下障害でも，嚥下内視鏡検査や嚥下造影検査を詳細に検討することで障害部位が咽頭期に限定され，それを代償する機能が残存している場合には，喉頭が本来もっている発声・呼吸の機能を維持しながら，嚥下機能を改善させて経口摂取自立へと導く手段として嚥下機能改善手術がある。障害部位に応じて様々な術式が存在し，症例に応じて複数の術式を組み合わせて行い，さらに術後に適切なリハビリテーションを行うことで，高い確率で経口摂取が自立し，気管切開も閉鎖できるようになる。必要最低限度の術式を適切に組み合わせることとなるので，術前の検査結果の評価には常に慎重な検討を繰り返している。なお，嚥下機能改善手術はあくまでも経口摂取を容易にする術式であり完全には誤嚥を防止することはできないので，この治療法選択の重要なポイントは誤嚥があってもムセがあり全量を喀出できる状態ということになる。

⑥ 誤嚥防止手術入院

原疾患が進行性で障害として存在する嚥下機能が確実に悪化する症例だったり，障害自体が高度で嚥下機能の回復が全く望めない症例だったりすると，臨床経過中に誤嚥に起因する肺炎を発症し，その反復から生命予後が限定されることとなる。そのような超重症例に対しては，基本的に発

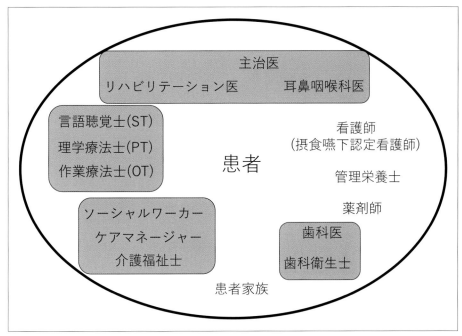

図 1. 嚥下チームに必要な医療職種

声機能は喪失することを前提として，気道と消化管を完全に分離する誤嚥防止手術がある．古典的には喉頭癌などに行われる喉頭全摘術に始まり，いくつも術式が報告されている．当科では症例に応じて術式を選択し在宅へとつなげている．この治療方法を選択する際には，発声機能の喪失に始まる術後に予想される様々な問題点や合併症状とその対策について，できれば患者本人にもご家族にも丁寧な説明を時間かけて複数回行うように心がけており，何よりも本人に living will の確認を徹底するようにしている．

嚥下チームに必要な医療職種

嚥下チームを作っていくためには，参加が望まれる医療職種の専門性を知ることが基本となる（図1）．

1．医　師

医師として嚥下に関連しやすいのは主治医とリハビリテーション医・耳鼻咽喉科医などとなる．多岐にわたる原疾患の主治医は点滴や内服の指示や種々の検査を行い病状把握や疾患の管理を行う．その中でも，嚥下障害自体が重症化して対応に難渋する神経筋疾患や変性疾患は脳神経内科医による正確な診断が欠かせなく，大血管心臓手術

や食道癌手術・肺癌手術・頸椎手術など頸胸部に操作が及ぶ手術では，術後に喉頭麻痺・喉頭挙上障害・咽喉頭知覚低下や，時には気管切開術なども加わって嚥下障害を呈することがある．一般的に嚥下チームの中心となる科としては，治療の中心であるリハビリテーションを担当するリハビリテーション医か我々耳鼻咽喉科医である．耳鼻咽喉科が日常臨床で汎用している喉頭内視鏡を用いた嚥下内視鏡検査は障害の部位や程度・代償機能を詳細に評価する方法として極めて重要であるし，急性期治療の一つとして誤嚥対策や気道管理目的の気管切開術とその後のカニューレ管理や，重度嚥下障害例が再度経口摂取を目指すために行う嚥下機能改善手術や誤嚥を防ぐことで延命を目指す誤嚥防止手術などの外科的治療の部分も耳鼻咽喉科の担当分野なので，本来ならば耳鼻咽喉科の積極的介入がもっと望まれる．

2．歯科医師・歯科衛生士

歯科医師は，う歯・歯周病の治療や義歯作成によって咀嚼能の維持・改善を行うことに始まり，専門的な補綴治療で腫瘍治療や麻痺などによる口腔内欠損や萎縮を充填し口腔環境を回復したりする．歯牙があることは単なる咀嚼のためだけではなく，口唇閉鎖を含めた閉口動作や口腔内での舌

運動のコントロールに重要なので，医科と歯科の連携は何らかの形で設立する必要がある.

そして，その口腔内治療には歯科衛生士の協力も必須である．歯科衛生士による専門的口腔ケアによって改善する口腔環境としては，口腔内細菌の正常化や唾液分泌の安定などがあり，最終的に円滑な嚥下運動につながっていくし，味覚や口腔内触覚の回復によって美味しく食べられるようになっていく.

3．リハビリテーションスタッフ

さて，治療の中心となるリハビリテーションスタッフの中では言語聴覚士が診断・治療計画・治療内容など多くの部分で中心的立場になることが多い．元々，言語聴覚士は口腔・咽頭・喉頭領域を専門領域としており，言語・構音治療などでも関連する部分も多いので，音声言語面からの対応を含め言語聴覚士は様々な嚥下訓練法で急性期から回復期まで積極的に介入してくれる.

人数的にも十分な対応ができるのは理学療法士である．嚥下の基本である呼吸機能のリハビリテーションや体幹の安定性を作ることで咳嗽などが改善してくるので理学療法士である．最近では，理学療法士協会の中に栄養・嚥下部門を組織しておりチームとしての参加も増えている.

従来まで作業療法士は嚥下リハビリテーションの中では，経口摂取時の自助具での関与が多かったが，最近では姿勢制御の部分で大きく貢献している．嚥下しやすい姿勢・誤嚥しにくい姿勢・喀痰排出しやすい姿勢・呼吸しやすい姿勢・逆流しにくい姿勢など目的に応じた症例ごとのポジショニングは高齢者を中心に重要である.

4．管理栄養士

経口摂取を進める際に管理栄養士の協力が主体となる．日本摂食嚥下リハビリテーション学会の学会分類などの何らかの嚥下食分類にそって病院食が施設ごとに設定されているが，トロミやきざみの程度などは，まだ統一にばらつきがみられる．しかし，症例ごとに細やかな対応が必要な領域なので，提供できる食形態や補助栄養食品など

について，連絡を取り合って必要栄養量を満たす食内容を決定していく.

5．薬剤師

嚥下治療を継続する中で抜かしてはいけないこととして薬剤師の関与がある．基本となるのは処方されている内服薬の形状や大きさ，溶解性などの面で嚥下できるのかを常に検討することである．さらに，経静脈栄養管理時の補液栄養量や水分量などの検討も必要だし，近年注目されている高齢者を中心としたポリファーマシーの中には単なる薬剤の重複だけではなく，時として嚥下機能の改善を妨げる薬剤もあるので，内服薬点検と管理の重要性は増している.

6．看護師(摂食嚥下認定看護師・脳卒中リハビリテーション認定看護師)

ある程度の症状を有する症例はほとんどが入院しているので，もっとも症例に接する時間が多い職種は看護師である．その中でも中心となって患者対応やマネージメントを担当するのは摂食嚥下認定看護師か脳卒中リハビリテーション認定看護師である．スタッフ数の多い看護師の統一した評価やケアのシステムを作ることで，わずかな変化を拾い上げられるようになり，その結果として症例ごとの必要なチェック内容が確認できて安全で漏れのないケアシステムが提供できるようになる.

7．補助的チームスタッフ

嚥下造影検査が行える施設では，患者本人や医療者の不要な被曝を防ぐことを常に心がけながら適切な画像の描出で詳細な検査を可能としてくれている放射線技師の協力も診断と評価の面で大切な医療サポートとなっている.

重症になると多くの症例は入院治療になっており，ある程度の治療ゴールに到達すると自宅・介護施設・病院などへ退院・転院していくが，その滑らかな流れを作り，その後の医療連携・医療福祉連携を築いてくれるソーシャルワーカーがケアマネージャーや介護福祉士との連携は，治療期間が長期に及ぶこの領域では大切である.

嚥下チームに望まれること

　嚥下障害診療でチーム医療として重要なこととしては，① チーム医療の大原則である患者とその家族を常に中心に各職種の専門性を適切に分配した診療をすること，② 職種間でその専門性をお互いに理解し尊重すること，③ 院内の他の医療チーム（栄養サポートチーム・褥瘡チームなど）と連携をもって漏れがない対応を心がけること，④ 学会・研究会にも積極的に参加して相互のレベルアップを図ることなどである．さらに，当院では専門性の理解に加えて，⑤ 不明点は気軽に相談し合えるフラットな関係を保つこと，⑥ 週 1 回の嚥下カンファレンスを行い，治療方針の確認やスタッフ間の意思統一を図ること，⑦ スタッフの希望で適切に嚥下内視鏡検査や嚥下造影検査が短期間で行えることなども常に配慮することでチーム医療が滑らかにできるようにしている．

　残念ながら嚥下の診断・治療に必要な医療・福祉職種がすべて揃っている施設はほとんどないので，実際には，まずは院内で協力が得られる限られた医療職種と少しずつ連携を始めていき，そして，新たに協力が必要な医療職種が生じた場合には協力して欲しい内容を説明して，ある程度限定された内容での専門的介入をしてもらうことである．どうしてもある程度限られたスタッフでの対応になってしまうと，対応範囲が限定されてしまうことと，スタッフへの業務負担が大きくなりがちである．一定の職種への過剰な負担や医療比重が増えてしまったりする状態を続けていると，継続治療が必要な最終ゴールに到達し難くなり，それ以上に肉体的・精神的疲労から燃え尽きてしまうことになりかねない．このスタッフへの過剰な労働を招かないためには，医師がマネージメントを十分に行い，できる範囲の症例から広げていくことが大切である[5]．

　嚥下診療に対する保険点数は 1994 年に摂食機能療法が認められてから，いくつかの変更を重ね，2020 年よりチーム対応への点数として摂食嚥下支援加算 200 点が設定された．医師もしくは歯科医師・摂食嚥下認定看護師・言語聴覚士・管理栄養士・薬剤師が最低限必要なメンバーとされ，月 1 回以上の嚥下内視鏡検査もしくは嚥下造影検査を行い週 1 回のカンファレンスで検討して摂食嚥下支援計画書を作成することが条件ではあるが，嚥下チームが病院運営に寄与できることとなった．嚥下治療の重要性を病院側にも理解してもらえる一つの手段が増えたともいえる．2022 年の改定でメンバーについて細かい修正があったことと，加算が 3 つに分類されたこともあり，臨床の場面ではやや困難な部分も出てきたが，今後もチーム対応を推進していく必要性を感じている．

　最後に，この領域は原疾患が関与する診療科が多岐にわたることや急性期から回復期・療養期・終末期とかかわる時期で関与する職種もゴールも一定しないので，単一医療機関で治療が終了することは稀で，自院以外の急性期病院・リハビリテーション病院・介護施設・往診医など多くの近隣の医療・福祉機関と連携関係を形成し，情報共有を行いながら途切れのない医療システム継続に務めなければいけない．

参考文献

1) 兵頭政光：嚥下障害治療における耳鼻咽喉科医の役割と限界．口咽科，**10**(3)：273-277, 2007.
　Summary　耳鼻咽喉科医の専門性の高い嚥下内視鏡検査を中心にチームでの嚥下障害治療の中で耳鼻咽喉科医の立ち位置を解説し，専門外の部分の協力体制などについてまとめられている．
2) 河本勝之，森谷李吉，武信真佐夫ほか：当院における多職種介入 NST 嚥下チームの取り組み—対象拾い上げの工夫とチーム対応—．日気食会報，**73**(2)：130-132, 2022.
3) 唐帆健浩，雪野広樹：当院における摂食嚥下センターの設立とその役割．杏林医会誌，**52**(2)：47-50, 2022.
4) 木村百合香，齋藤真由：摂食嚥下リハビリテーション治療のためのチーム医療．Jpn J Rehabil Med，**58**(1)：41-47, 2021.
5) 國枝顕二郎，藤島一郎：摂食嚥下障害のチームアプローチの概念．MB Med Reha，**238**：1-7, 2019.

第 46 回　日本嚥下医学会総会ならびに学術講演会
テーマ　「嚥下について熱く語ろう！」

会　期：2023 年 3 月 3 日(金)〜4 日(土)

会　場：愛知県産業労働センター　ウインクあいち(愛知県名古屋市)

会　長：藤本保志(愛知医科大学耳鼻咽喉科・頭頸部外科学講座)

Web サイト：https://cs-oto3.com/ssdj2023/

学術プログラム：1 ）会長講演

「嚥下の臨床と研究は楽しい─嚥下について熱く語ろう─」

2 ）特別講演

「神経難病における栄養療法の現状と展望：疾患修飾治療を目指して」

3 ）シンポジウム

・頭頸部再建

・診断・解析の最前線

・神経疾患と嚥下動態

・頭頸部癌化学放射線治療と支持療法

・嚥下機能改善手術を極める

・サルコペニア

・新しい訓練手技

4 ）スポンサードセミナー

5 ）ポストコングレスセミナー

「明日からできる嚥下診療─ライフステージに沿ったかかわり方」

事務局：愛知医科大学耳鼻咽喉科・頭頸部外科学講座

〒 480-1195　愛知県長久手市岩作雁又 1-1

事務局長：岸本真由子

【運営事務局】：株式会社オフィス・テイクワン

〒 461-0005　名古屋市東区東桜 1-10-9　栄プラザビル 4B

TEL：052-508-8510／FAX：052-508-8540／E-mail：ssdj2023@cs-oto.com

第 50 回 日本乳腺甲状腺超音波医学会学術集会

会　期：2023 年 5 月 13 日（土）～14 日（日）

会　場：都市センターホテル

　　　　〒 102-0093　東京都千代田区平河町 2 丁目 4-1／TEL：03-3265-8211

会　長：北川　亘（伊藤病院　外科）

テーマ：超音波魂で未来をひらく

プログラム〔予定〕：

　特別講演，特別企画，教育セミナー，ライブデモ，委員会・研究部会企画セッション，乳房超音波
　基礎・針生検講習会，甲状腺超音波ガイド下穿刺ハンズオンセミナー，一般演題，共催セミナー等

ホームページ：https://site2.convention.co.jp/50jabts/index.html

主催事務局：伊藤病院

　　　　〒 150-8308　東京都渋谷区神宮前 4 丁目 3-6

【運営事務局およびお問合せ先】

　第 50 回日本乳腺甲状腺超音波医学会学術集会　運営事務局

　日本コンベンションサービス株式会社　内

　〒 100-0013　東京都千代田区霞が関 1-4-2　大同生命霞が関ビル 14 階

　E-mail：50jabts@convention.co.jp

FAX による注文・住所変更届け

改定：2015 年 1 月

　毎度ご購読いただきましてありがとうございます．

　読者の皆様方に小社の本をより確実にお届けさせていただくために，FAX でのご注文・住所変更届けを受けつけております．この機会に是非ご利用ください．

◇ご利用方法

　FAX 専用注文書・住所変更届は，そのまま切り離して FAX 用紙としてご利用ください．また，注文の場合手続き終了後，ご購入商品と郵便振替用紙を同封してお送りいたします．**代金が 5,000 円をこえる場合，代金引換便とさせて頂きます．**その他，申し込み・変更届けの方法は電話，郵便はがきも同様です．

◇代金引換について

　本の代金が 5,000 円をこえる場合，代金引換とさせて頂きます．配達員が商品をお届けした際に，現金またはクレジットカード・デビットカードにて代金を配達員にお支払い下さい(本の代金＋消費税＋送料)．(※年間定期購読と同時に 5,000 円をこえるご注文を頂いた場合は代金引換とはなりません．郵便振替用紙を同封して発送いたします．代金後払いという形になります．送料は定期購読を含むご注文の場合は頂きません)

◇年間定期購読のお申し込みについて

　年間定期購読は，1 年分を前金で頂いておりますため，代金引換とはなりません．郵便振替用紙を本と同封または別送いたします．送料無料，また何月号からでもお申込み頂けます．

　毎年末，次年度定期購読のご案内をお送りいたしますので，定期購読更新のお手間が非常に少なく済みます．

◇住所変更届けについて

　年間購読をお申し込みされております方は，その期間中お届け先が変更します際，必ずご連絡下さいますようよろしくお願い致します．

◇取消，変更について

　取消，変更につきましては，お早めに FAX，お電話でお知らせ下さい．

　返品は，原則として受けつけておりませんが，返品の場合の郵送料はお客様負担とさせていただきます．その際は必ず小社へご連絡ください．

◇ご送本について

　ご送本につきましては，ご注文がありましてから約 1 週間前後とみていただきたいと思います．お急ぎの方は，ご注文の際にその旨をご記入ください．至急送らせていただきます．2～3 日でお手元に届くように手配いたします．

◇個人情報の利用目的

　お客様から収集させていただいた個人情報，ご注文情報は本サービスを提供する目的(本の発送，ご注文内容の確認，問い合わせに対しての回答等)以外には利用することはございません．

　その他，ご不明な点は小社までご連絡ください．

株式会社 全日本病院出版会　〒113-0033 東京都文京区本郷 3-16-4-7 F
電話 03(5689)5989　FAX03(5689)8030　郵便振替口座 00160-9-58753

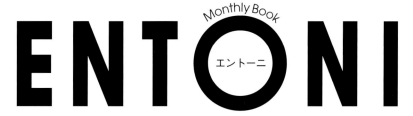

FAX 専用注文書

「Monthly Book ENTONI」誌のご注文の際は，このFAX専用注文書もご利用頂けます．また電話でのお申し込みも受け付けております．
毎月確実に入手したい方には年間購読申し込みをお勧めいたします．また各号1冊からの注文もできますので，お気軽にお問い合わせください．

バックナンバー合計
5,000円以上のご注文
は代金引換発送

―お問い合わせ先―
㈱全日本病院出版会 営業部
電話 03(5689)5989　　FAX 03(5689)8030

□年間定期購読申し込み　No.　　から

□バックナンバー申し込み

No.	－	冊	No.	－	冊	No.	－	冊	No.	－	冊
No.	－	冊	No.	－	冊	No.	－	冊	No.	－	冊
No.	－	冊	No.	－	冊	No.	－	冊	No.	－	冊
No.	－	冊	No.	－	冊	No.	－	冊	No.	－	冊

□他誌ご注文

	冊		冊

お名前	フリガナ 　　　　　　　　　　　　　　　　　㊞	電話番号
ご送付先	〒　　－ □自宅　　□お勤め先	

領収書　　無　・　有　（宛名：　　　　　　　　　　　　　）

FAX 03-5689-8030 全日本病院出版会行

年　　月　　日

住 所 変 更 届 け

お 名 前	フリガナ	
お客様番号		毎回お送りしています封筒のお名前の右上に印字されております8ケタの番号をご記入下さい。
新お届け先	〒　　　　都道 　　　　　府県	
新電話番号	（　　　　　）	
変更日付	年　　月　　日より	月号より
旧お届け先	〒	

※ 年間購読を注文されております雑誌・書籍名に✓を付けて下さい。

☐ Monthly Book Orthopaedics （月刊誌）

☐ Monthly Book Derma. （月刊誌）

☐ Monthly Book Medical Rehabilitation （月刊誌）

☐ Monthly Book ENTONI （月刊誌）

☐ PEPARS （月刊誌）

☐ Monthly Book OCULISTA （月刊誌）

通常号⇒No.278まで　本体2,500円＋税
　　　　No.279以降　本体2,600円＋税
※その他のバックナンバー, 各目次等
　の詳しい内容はHP
　（www.zenniti.com）をご覧下さい.

Monthly Book ENTONI No.280

2023 年 2 月 15 日発行（毎月 1 回 15 日発行）

定価は表紙に表示してあります.

Printed in Japan

発行者　　末　定　広　光
発行所　　株式会社　全日本病院出版会
〒 113-0033 東京都文京区本郷 3 丁目 16 番 4 号 7 階
電話（03）5689-5989　Fax（03）5689-8030
郵便振替口座 00160-9-58753

印刷・製本　三報社印刷株式会社　　電話（03）3637-0005
広告取扱店　㈱日本医学広告社　　　電話（03）5226-2791

© ZEN・NIHONBYOIN・SHUPPANKAI, 2023